がんは腸で治る!

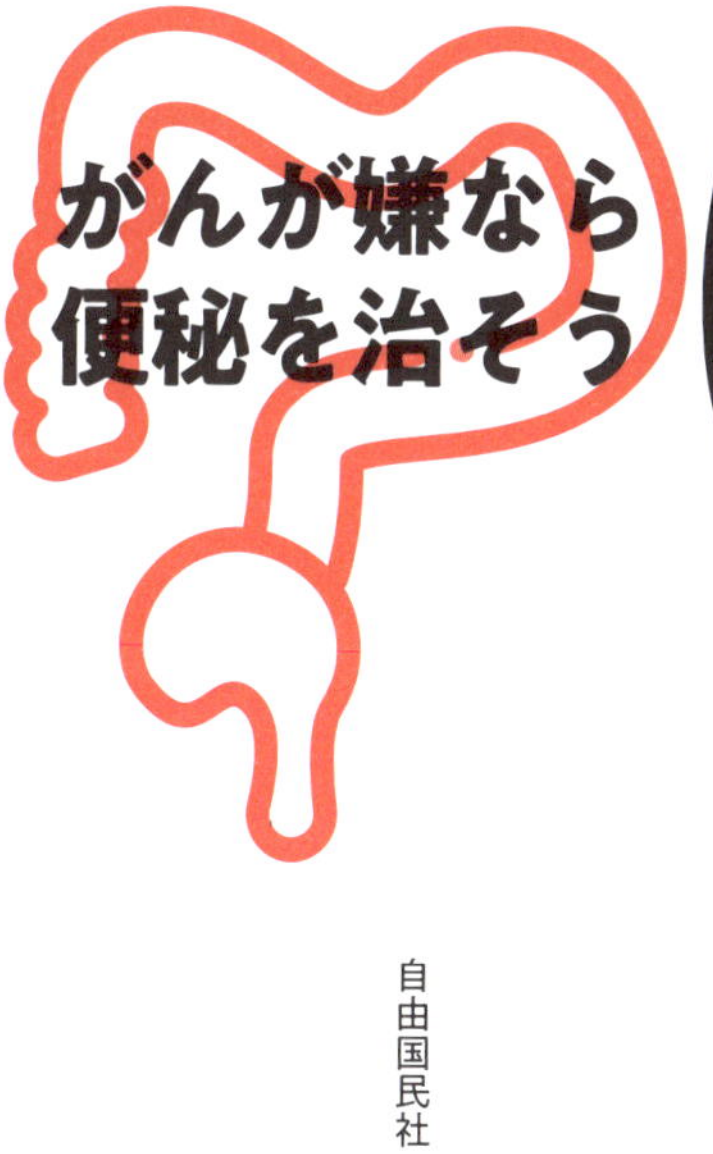

がんが嫌なら
便秘を治そう

内科医師
大場修治

自由国民社

はじめに

薬草スムージーで病気が治った

「便秘が治った！」
「血圧が下がった！」
「糖尿病が改善した！」
「手足の痛みがなくなった！」

これは、沖縄のあるおばちゃんが作っている、スムージーを飲んだ人の感想です。

スムージーを飲んだ人は、まず、「便秘」が治りました。

そして、

高血圧だった人は、血圧が下がり、
リウマチだった人は、手足の痛みがなくなり、
糖尿病だった人は、糖尿病が治ってしまった、というのです。

そのおばちゃんは、もともと、小さいときから喘息で、
それを治すために食事に興味をもったとのこと。

また、ご主人が前立腺がんを患い、食事を見直そうとして、
腸のはたらきを活発にする、沖縄の薬草や果物を使ったスムージーにいきついたそうです。

この薬草スムージーは高血圧、糖尿病、リウマチから大腸がん、肺がんなどの病気の人も飲んでいます。

おばちゃんはこう言いました。

「人間の体のなかで、腸が一番大事なのよ」

そのとき私は、医学についてまったくの素人のおばちゃんから、
がんを治すための方法を教えてもらったのです。

がんになった人の9割は便秘だった

スムージーとの出会いを経て、
私は「がんと腸」の研究を進めることとなりました。

長崎大学の医学部を卒業し、沖縄に移住して12年。

これまで、がんと腸の関係を研究し続けています。

その研究の集大成が本書の内容です。

誤解を恐れずに言うと、私は

「がんになった人の約9割は便秘である」

と考えています。

事実、患者さんにスムージーを勧めてみたところ、
便秘が治り、がんが再発しにくくなりました。

そのとき私は、がんと腸の密接な関係を目の当たりにしたのです。
もともと私たちの体は、がんなどの異常な細胞に対し、免疫機能が働き、

それらを排除しようとします。

腸には、その免疫細胞やグロブリンと呼ばれるタンパクが、最も多く存在しています。

最近の研究では、腸の調子が悪くなると、免疫力が低下するメカニズムが次々に解明されています。

つまり、**腸内環境を整えて便秘を改善すれば、がんも治る可能性がある**のです。

便秘の原因は
繊維不足、水分不足、運動不足、ストレス

今、日本人の多くが、便秘で悩んでいます。
女性の場合、5割を超える人が便秘というデータもあるほどです。

では、そもそも**便秘の原因とは何でしょうか？**

実は、大きく4つの要因に集約することができます。

その4つとは、

「繊維不足」
「水分不足」
「運動不足」
「ストレス」

です。

これらは、腸内環境を悪化させる原因であり、
ひいては免疫力を低下させる「がんの原因」と言い換えてもいいでしょう。

本書では、がんを治すための方法として、
前提となる「便秘・腸内環境の改善＝免疫力の向上」にフォーカスしています。

もともと私たちの体には、誰にでも「自然治癒力」という、

病気を治す奇跡のような力が備わっています。

その自然治癒力を最大限にいかすには、
「身体に入ってくるもの」と「出ていくもの」のバランス、
そしてストレスのバランスをうまくとらなければなりません。

濁った池の水を、清く澄んだ水に変えるには、
きれいな水を入れる前に、濁った水を排出する必要があります。

少しずつ、濁った水を排出し、きれいな水を入れていくこと。
それこそまさに、便秘の改善であり、究極のがん治療なのです。

初めてがんと診断された人、すでにがんになり再発に怯えている人、
がんになった方を支えている家族や友人、恋人など……。

本書を通じて、そうした方々に対し、
がんについての正しい知識を提供できれば幸いです。
そして、ともに**がんを治しましょう！**

目次

第2章　「がんです」と言われたら一番に知っておくべきこと　41

第3章　がんがどんどん消えていく食事

第6章 毒素を排出すると健康寿命も伸びる

第1章

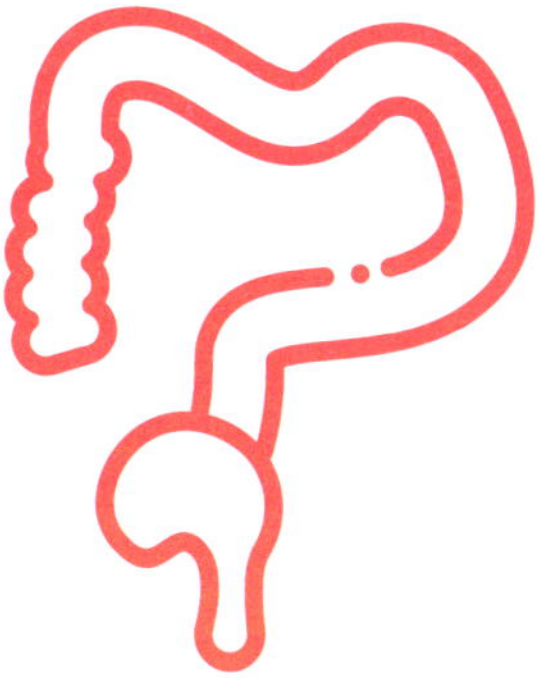

がんは
大腸で
つくられる

最新の研究で「腸と免疫力」の関係が明らかになった

ここ数年、**「腸と免疫力」**の関係性を示す研究が、世界中で盛んに行われています。

最近では、NHKや科学雑誌のニュートンなどでも、腸と免疫力の関係性を示す内容が報じられるようになりました。

それだけ、一般化しつつあるようです。

もともと腸は、食べ物とともに、病原菌やウイルスなども入り込んでくる器官です。

そうした危険から身を守るために、体全体の約7割の「免疫細胞」が腸に集結しています。

さらに腸には、体外から取り込まれた異物を免疫細胞に触れさせ、学習させる仕組みもあります。

具体的には、小腸の壁に存在する「パイエル板」から異物を取り込み、有害な物質の特徴を学習しているのです。

学習した免疫細胞は、血液に乗って全身に運ばれ、高い免疫力を発揮しています。一見、腸とは関係ないと思われるようなインフルエンザや肺炎、さらにはがんなどに対しても、高い免疫力を発揮しているのです。

たとえばプロバイオティクスなどの腸内の善玉菌を摂ることで、風邪にかかりにくくなったり、膀胱がんでも長生きできるようになったという研究結果もあります。

ただし、腸が高い免疫力を発揮するには、腸内環境を良好な状態にしておかなければなりません。

腸内環境が悪化し、腸内細菌に異常が生じると、さまざまなアレルギーや自己免疫疾患につながっていく可能性があります。いわゆる〝免疫細胞の暴走〟です。

そのような事態を防ぐためのカギとなるのが**「食物繊維」**だと言われています。

もともと日本人は、太古の昔から、木の実やきのこ類などの食物繊維を摂取してきました。

そのため腸内環境も良好で、腸内細菌の働きも良かったのです。

しかし近年、日本人の食生活が欧米化し、食物繊維の摂取量が減ってきています。肉や乳製品の摂取量が増え、きのこや海藻類、根菜、穀類などの食物繊維を摂らなくなっているのです。

その結果、便秘になる人が増え、がんをはじめとするさまざまな疾患にもつながっています。

がんの発生率に１００倍以上の差が生じた理由

食事とがんの関係性を示す、興味深い研究結果があります。

前提となっているのは『チャイナ・スタディー』と呼ばれる、１９７０年代初めに中国全土を対象に行われたがんの調査です。

その調査によると、中国の都市部ではがん患者が多く、農村部ではがん患者が少ないことが明らかになりました。

しかも地方によっては、都市部の１００分の１以下の発生率となっていたのです。

そうした結果を受けて、さらに詳しい調査を行うべく、アメリカと中国が合同の調査チームを発足。
食生活を中心とした徹底的な調査、「チャイナ・プロジェクト」が行われることとなりました。

そして、チャイナ・プロジェクトで明らかになったのは……。

なんと、地域や各国における〝**食習慣の違い**〟でした。

中国の都市部では、肉やパン、揚げ物、加工食品などの食事が多くなっています。ところが中国の農村部では、いまでも野菜や芋類、豆類が食事の中心とされていたのです。

つまり、中国の農村部では食物繊維の多い食材が中心で、便秘が少なく、腸内環境が整っていたと考えられます。

中国郡部における各種がん死亡率

がん発生部位	男性	女性
全てのがん	35～721	35～491
鼻咽頭	0～75	0～26
十二指腸	1～435	0～286
胃	6～386	2～141
肝臓	7～248	3～67
結腸直腸	2～67	2～61
肺	3～59	0～26
乳房	–	0～20

（死亡率は年齢調整死亡率。年間10万人当たり）
［注］同一民族でありながら、各種ガンの死亡率にはかなりの幅があり、
これは地域によって大きなばらつきがあることを示しています。

出典『チャイナ・スタディー』T・コリン・キャンベル、トーマス・M・キャンベル

また、中国人全体とアメリカ人、日本人の食事内容を比較してみたところ、別掲の表のような違いがあることが明らかになりました。

こうした結果から、中国人は農村部を中心に食物繊維を多く摂取しており、また動物性タンパク質は少ないのがわかります。

一方で、アメリカ人はもちろん、食習慣が欧米化しつつある日本人も、食物繊維が不足し、動物性タンパク質の摂取が多くなっていることが明らかになりました。

こうした食習慣の違いに、がんの発生率を左右する要因が隠されているようです。

『乳がん患者の8割は朝、パンを食べている』（幕内秀夫、ジービー）といった本もあります。

さらにはガンになった後の食事でも長生きできるかどうかが関わってきます。

たとえばイギリスのジェイン・プラント博士は、繰り返し再発していた乳がんを食

中国・アメリカ・日本の食事摂取量比較

栄養	中国人 体重 65kg 軽作業の男性	アメリカ人 体重 65kg 軽作業の男性	日本人 成人男性
カロリー摂取量 (/日)	2641kcal	1989kcal	2148kcal
脂肪（脂質）の 総摂取量 (対カロリーの割合)	14.5%	34 ～ 38%	22 ～ 27%
食物繊維（/日）	33g	12g	15g
タンパク質の 総摂取量（/日）	64g	91g	78g
動物性タンパク質 の総摂取量 (対カロリーの割合)	0.8%	10 ～ 11%	8%
鉄の総摂取量 (/日)	34mg	18mg	8.6mg

［注］中国人とアメリカ人の栄養摂取状況には大きな差異があることを示しています。日本人の場合はアメリカ人にかなり近い状況です。
（※厚生労働省「平成 19 年 国民健康・栄養調査結果の概要」より）

出典『チャイナ・スタディー』T・コリン・キャンベル、 トーマス・M・キャンベル

べ物で治した人です。

彼女の著書『乳がんと牛乳　がん細胞はなぜ消えたのか』（径書房）などには、ホルモン剤の注射された牛の牛乳の成分が乳がん、子宮がん、前立腺がん、大腸がんを増やすと科学的な根拠とともに書かれています。

この本のおかげで乳がんが再発しなくなったり、長生きできている人が世界中に多くいます。

がんとの関わりが深い「免疫力」

次に、がんと**免疫力**の関係性について見ていきましょう。

まず、がんそのものについては、私たちの体の中で比較的容易につくられています。

その原因となっているのは、紫外線やタバコの煙、ＰＭ２・５、さらには一部の食品にも含まれている発がん性物質などです。

ただし、体の中で発生したがんのすべてが、必ずしも大きくなるわけではありません。同じ環境にいたり、同じものを食べていたりしても、がんになる人とそうでない人がいます。

では、なぜがんになる人とならない人がいるのでしょうか？

その理由のひとつが、〝免疫力〟にあるとされています。

たとえば、がん細胞を攻撃する白血球の中のナチュラルキラー細胞（ＮＫ細胞）や、がん細胞を食べてしまうマクロファージと呼ばれる細胞があります。

これらはまさに、がんと闘ってくれる免疫の細胞です。

がんと免疫力の関係性をふまえて考えられた治療法である**「免疫療法」**もあります。

一般的に行われているがんの治療法としては、いわゆる三大がん治療と呼ばれている「外科治療」「化学療法」「放射線治療」の3つがあります。

さらに近年、これらの治療に加わる第4のがん治療として、免疫力に着目した「免疫療法」に注目が集まっているのです。

2018年には、日本人のノーベル受賞者である本庶佑《ほんじょたすく》さんが、この分野での受賞となりました。これから先、ますます注目される分野となっています。

免疫療法は、三大がん治療と異なり、外部の力を借りた治療法ではありません。あくまでも、私たちの体がもともともっている免疫力を活かした治療となります。

がんの免疫療法には、大きく2つの種類があります。

ひとつは、免疫細胞の機能を高めて、がんに対する攻撃力を強める治療法です。代表的なもので言えば、ナチュラルキラー細胞やリンパ球などを使った治療法が挙げられます。

もうひとつは、免疫応答を抑える分子の働きを妨げる治療法です。たとえば、オプジーボ、キートルーダ、ヤーボイなどの免疫チェックポイント阻害剤などがその代表となります。

このようにがんと免疫力は、治療法にも活かされるほど、非常に関係性が深いものなのです。

ちなみに、発がん性物質について詳しく知りたい方は、国際がん研究機関（International Agency for Research on Cancer, ＩＡＲＣ）のホームページに詳しく記載されています。

気になる方は、チェックしてみてください。

国際がん研究機関（ＩＡＲＣ）

http://www.iarc.fr/

腸内の「炎症」「酸化」が悪の根源

免疫力という観点で重要な器官が、日々の食事から影響を受けやすい「腸」です。

たとえば、腸の中にある食べ物が残り続けて腐敗したり、酸素にふれて酸化した食べ物が腸内に留まっていたりすると、炎症を引き起こすことがあります。

ひどい場合には、腸内が赤く腫れてしまうこともあるのです。たとえば、虫垂炎（盲腸）や憩室《けいしつ》炎などのことです。

さらにはそのような炎症が長く続いた場合、慢性的な炎症となり、がんの原因となっている説もあります。

当然、便秘で腸内に食べ物が留まっていればいるほど、それらは腐敗・酸化しやすくなります。

腸内環境が悪化すると、本章の冒頭でも述べているように、免疫力にも影響が及ぶ可能性があります。

免疫力が低下してしまえば、がんをはじめとするさまざまな病気にもつながる可能性があります。それだけに、腸内環境を良好に保っておくことは重要なのです。

おなかに毒素をためない４つの方法

おなかに毒素をためず、腸内環境を良好に保つためには、どのような工夫が必要なのでしょうか。

大切なのは、「食事（水分）」「ストレス管理」「生活習慣（運動）」「デトックス」の４つです。

これら4つのポイントを押さえておくことが、腸内環境を良好にし、免疫力を高め、がんと闘う体をつくることにつながります。

1つ目は、食事です。

とりわけ、食物繊維と水分です。


はじめにでも紹介したように、食物繊維が豊富なスムージーを日常的に飲んでいた人は、お通じが良くなり、腸内環境も良好となっています。

また、沖縄の食材をはじめとする健康にいい食事を続けていれば、体内に悪い食べ物が入るのを防ぐこともできます。

一方で、欧米化した食習慣を続けている人は、食物繊維が慢性的に不足し、便秘になりやすい傾向があります。

その結果、体内に食べ物が留まり、腐敗や酸化の原因にもなってしまいます。さらに、免疫力の低下にもつながっています。

このような食事のポイントについては、第3章で詳しく解説します。

2つ目は、ストレス管理です。

腸の働きは、自律神経とも関係性があります。

自律神経とは、循環器や腸などの消化器、呼吸器などの活動を調整している神経です。私たちの体の中で、24時間、働き続けています。

しかし近年、「自律神経の乱れ」を感じる人が増えています。その原因は、不規則な生活や日常的なストレスです。

自律神経の働きが乱れると、腸の働きにも影響が及びます。日常的に緊張した状態が続けば、自律神経が乱れ、便秘になってしまうのです。

そして自律神経の乱れは、免疫力を落としてしまいます。

だからこそ、ストレスを上手にコントロールすることが大切です。ストレスについては、第4章で詳しく解説します。

3つ目は、生活習慣です。

がんの根本治療に必要なのは、これまでの生活習慣を見直し、あらためていくことです。生活習慣の改善が、がんと闘う体をつくります。

たとえば、日常的に体を動かすことで、腸の働きも活発になり、腸内環境を整えることができるのです。

運動の習慣がある人で、前立腺がん、乳がん、大腸がんなどでは、再発率が低くなり、余命も長くなっている研究結果があります。

一方で、運動が習慣になっていない人は、便秘になりやすい傾向があります。事実、年齢を重ねて体を動かさなくなったために、便秘になる人は少なくありません。

運動以外にも、がんと闘う体をつくるために必要な習慣はたくさんあります。

こうした生活習慣のポイントについては、第5章で詳しく解説します。

そして、

４つ目は、デトックスです。

デトックスとは、体内に溜まった毒素を出すことです。これにより、体の中をキレイな状態に保つことができます。

そもそも腸内環境が悪化する原因は、体内に毒素が溜まり、外に出されていないためです。毒素が溜まれば、体のさまざまな部分において、不調の原因となります。

その点、毒素を出せば、腸内環境が改善し、体の不調が改善します。

そして、そのための積極的な行動がデトックスなのです。

デトックスには、お通じを良くするだけでなく、さまざまな方法があります。デトックスを通じて体内から毒素を排出すれば、免疫力も高まります。

デトックスの詳しいやり方やポイントについては、第６章で詳しく解説します。

これら4つのポイントをきちんと押さえておけば、がんを必要以上に恐れることはありません。免疫力を高め、がんと闘える体をつくれば、がんとも上手に付き合っていけます。

たとえば私がアドバイスした患者さんに、卵巣がんが再発して悩んでいた方がいました。その人は、医師から手術か抗がん剤の治療を勧められていました。

しかし、私のアドバイスを受けて食事やストレス、生活習慣、デトックスに気をつけていたところ、がんが少しずつ小さくなり、血液検査の腫瘍マーカーも正常の5倍以上高かったのが、基準値まで下がっていきました。

そして結果的に、手術も抗がん剤治療もせずに済むこととなりました。

では、なぜこういったことが起きるのでしょうか。

第2章では、より詳しく、がんとの向き合い方について考えていきましょう。

コラム

「がん」とは何か、科学的に説明します

私たちの体は、無数の細胞が集まって構成されています。

その数、実に60兆個。

それだけたくさんの細胞が、私たちの筋肉や皮膚、骨、臓器などを形作っているのです。

ただし、すべての細胞が正常なものとは限りません。

正常な細胞は一定以上の大きさにはなりませんが、大きくなったり、あるいは他の臓器へ転移したりする細胞もあります。

それが「がん」です。

実は、私たちの体内では、日々1千〜1万個のがん細胞が作られていると言われています。紫外線やタバコ、PM2.5、放射線など、がんの原因となる物質がたくさんあるためです。

しかし、それらのがん細胞の99・99％は大きくなりません。

なぜなら、**がん細胞が大きくならないための仕組み**が備わっているからです。

その仕組みは4つあります。

1つ目は、「アポトーシス」と呼ばれる、がんなどの異常な細胞を自殺させる仕組み。

2つ目は、血流を途絶えさせて栄養をがん細胞に届かなくする仕組み（兵糧攻め）。

3つ目は、コラーゲンやカルシウムでがん細胞を閉じ込める「カプセル化」

という仕組み。

４つ目は、ナチュラルキラー細胞（ＮＫ細胞）やマクロファージなど、がん細胞を攻撃したり食べたりする仕組み（免疫力）です。

通常、これらの仕組みが正常に機能していれば、がん細胞が大きくなることはありません。

一方、これらの仕組みがうまく働いていないと、がんが大きくなったり、増殖したり、さらにはリンパ節や他の臓器に転移したりしてしまいます。

そうならないために重要なのが、**「食事」「ストレス管理」「生活習慣」「デトックス」**なのです。

第2章

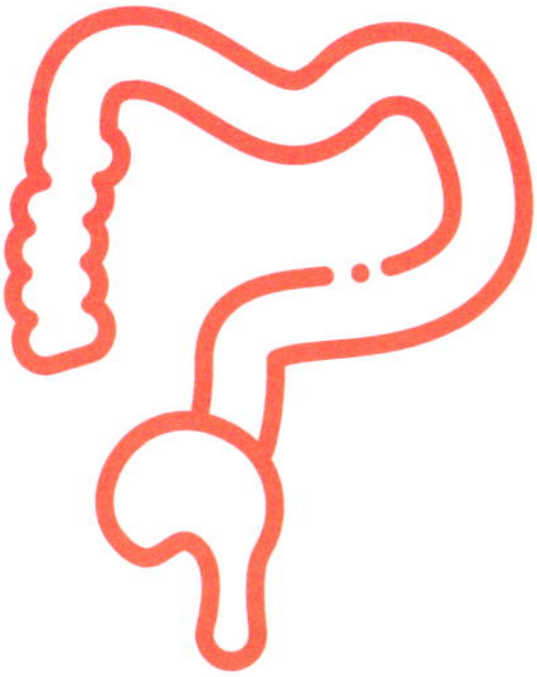

「がんです」と言われたら一番に知っておくべきこと

がんと言われても絶望しないで。多くの人は長生きできる

お医者さんから「がんです」と言われたとき、最も大切なのは

〝絶望しないこと〟

です。

絶望してしまうと、メンタルが急速に弱ってしまいます。

そして、がんに立ち向かうために必要な行動をとったり、生活を改善したりする気力もなくなってしまうことでしょう。

それでは、治るものも治りません。

たとえば、知り合いのお母さんが乳がんで手術をしました。手術でがんを取りきれていたので、統計的に5年後も90％以上の人が生きています。

しかし本人は「やる気がでなくて、何となくだるい」と心が弱ってしまって、退院後は家でほとんどを過ごしている状態でした。

この方には体に良い飲み物とお手紙を送りました。すると元気になってくださって、それからは再発することもなく元気に過ごされています。

後で出てくる サイモントン療法では、がんが進んでいる状態でも、希望をもってもらうことで長生きしたり、がんが小さくなったりしています。

そして実際のデータを見てみると、がんと診断されてからの生存率は、それほど低くないことがわかります。

国立がん研究センターの資料によると、あるがんと診断された人のうち、5年後に生存している人の割合（日本人全体で5年後に生存している人の割合と比較）は、次の通りとされています（２００６年〜２００８年）。

・２００6年から２００8年にがんと診断された人の5年相対生存率は男女計で62・16％（男性59・1％、女性66・0％）。
・部位別では皮膚、乳房（女性）、子宮、前立腺、甲状腺が高く、食道、肝臓、肺、胆嚢《のう》・胆管、膵《すい》臓、脳・中枢神経系、多発性骨髄腫、白血病は低い。

また、がんと診断されてからの年数別生存率（サバイバー生存率）も見てみましょう。次の通りです。

・胃、大腸（結腸および直腸）、膵臓、肺がんでは診断からの年数が経過するにつれて5年相対生存率は高くなる。
・比較的生存率が低い膵臓がん、肺がんでも、診断から5年後サバイバーの5年相対生存率は80％近い。
・肝臓がんでは診断から5年後サバイバーの5年相対生存率は40％程度である。

※出典「最新がん統計」国立がん研究センター
https://ganjoho.jp/reg_stat/statistics/stat/summary.html

部位別５年相対生存率［男性　2006年～2008年診断例］

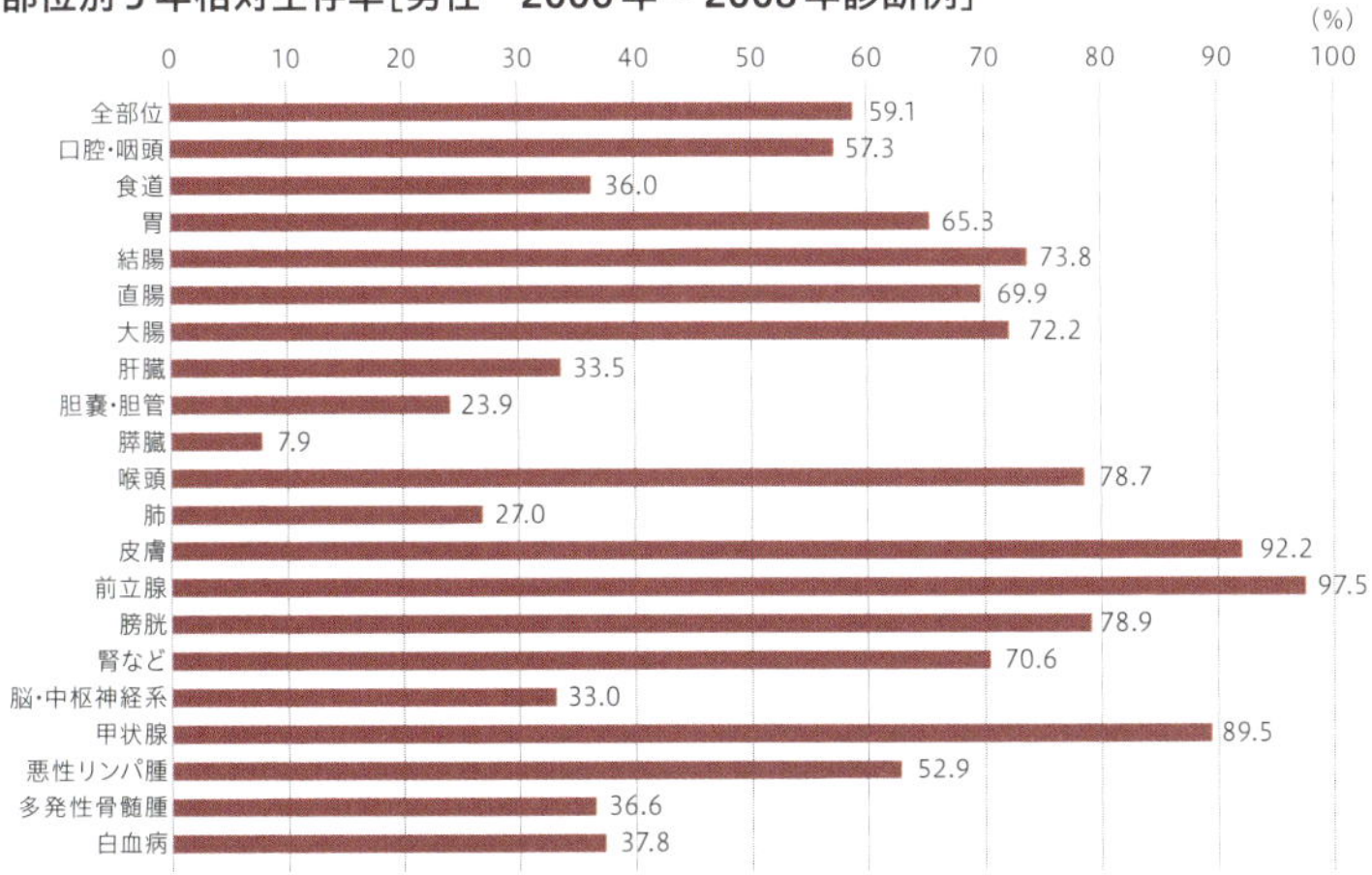

資料：国立がん研究センター　がん対策情報センター

部位別５年相対生存率［女性　2006年～2008年診断例］

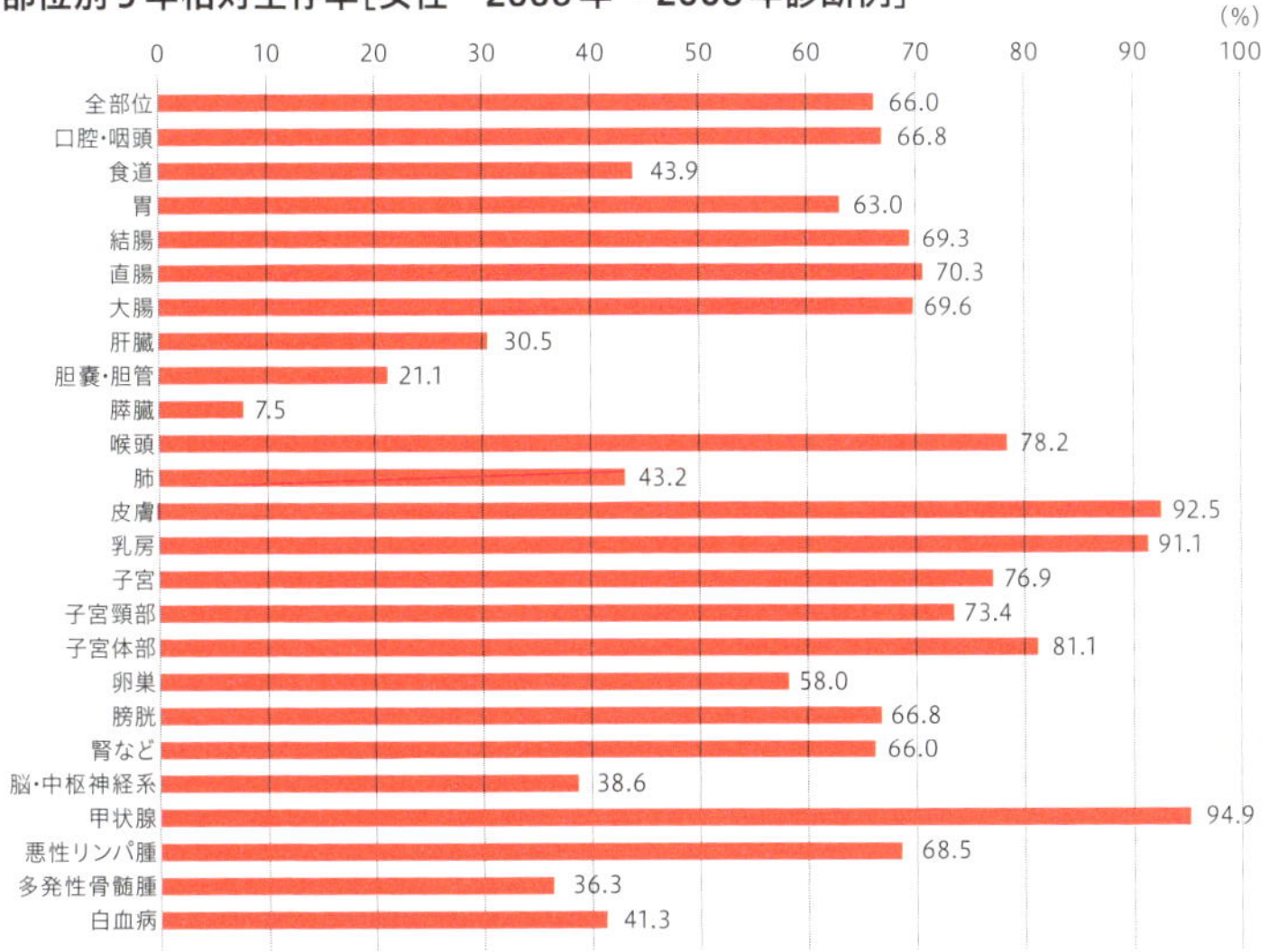

資料：国立がん研究センター　がん対策情報センター

サバイバー 5 年相対生存率
[男性（15 ～ 99 歳） 2002 年～ 2006 年追跡例（ピリオド法)]

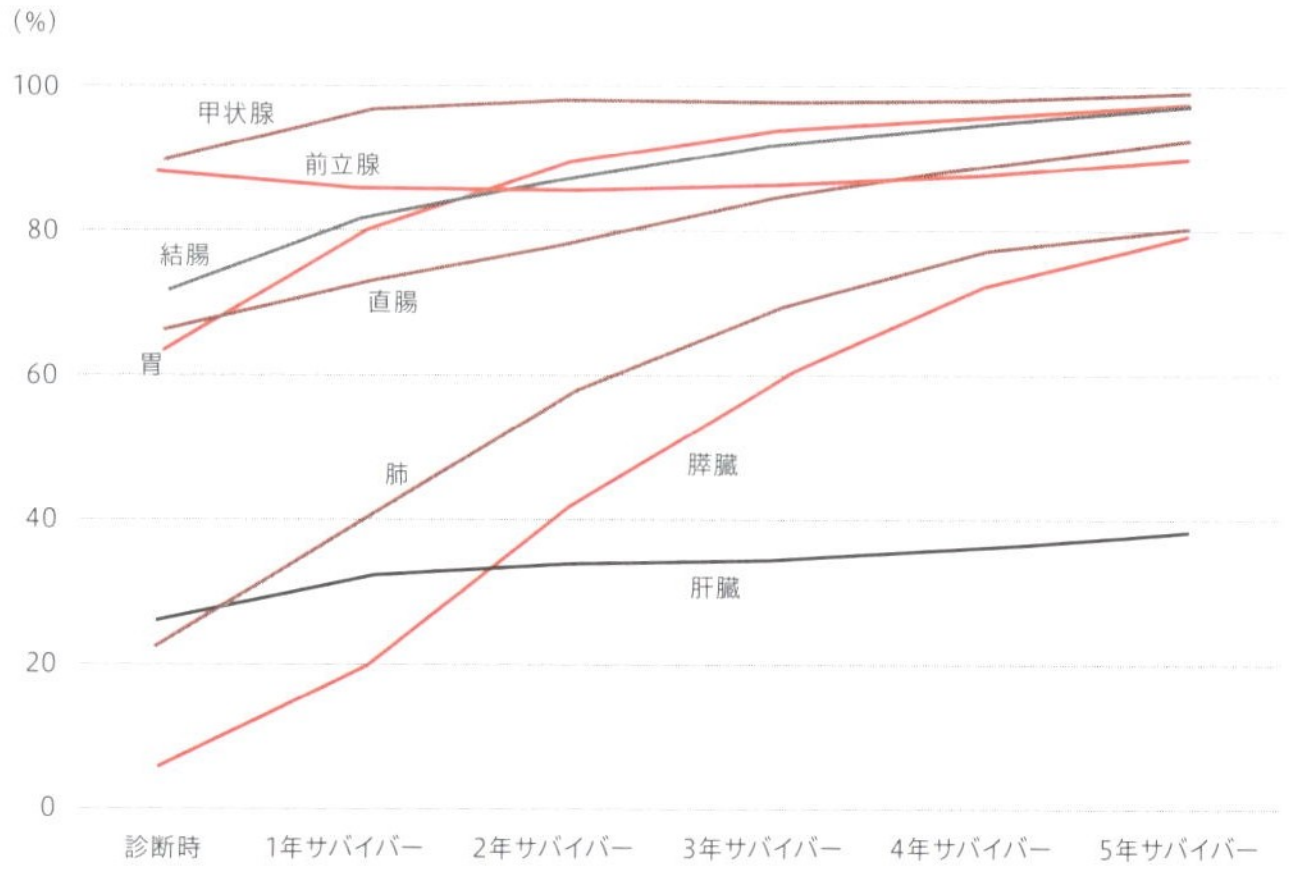

資料：独立行政法人国立がん研究センター がん対策情報センター

サバイバー 5 年相対生存率
[女性（15 ～ 99 歳） 2002 年～ 2006 年追跡例（ピリオド法)]

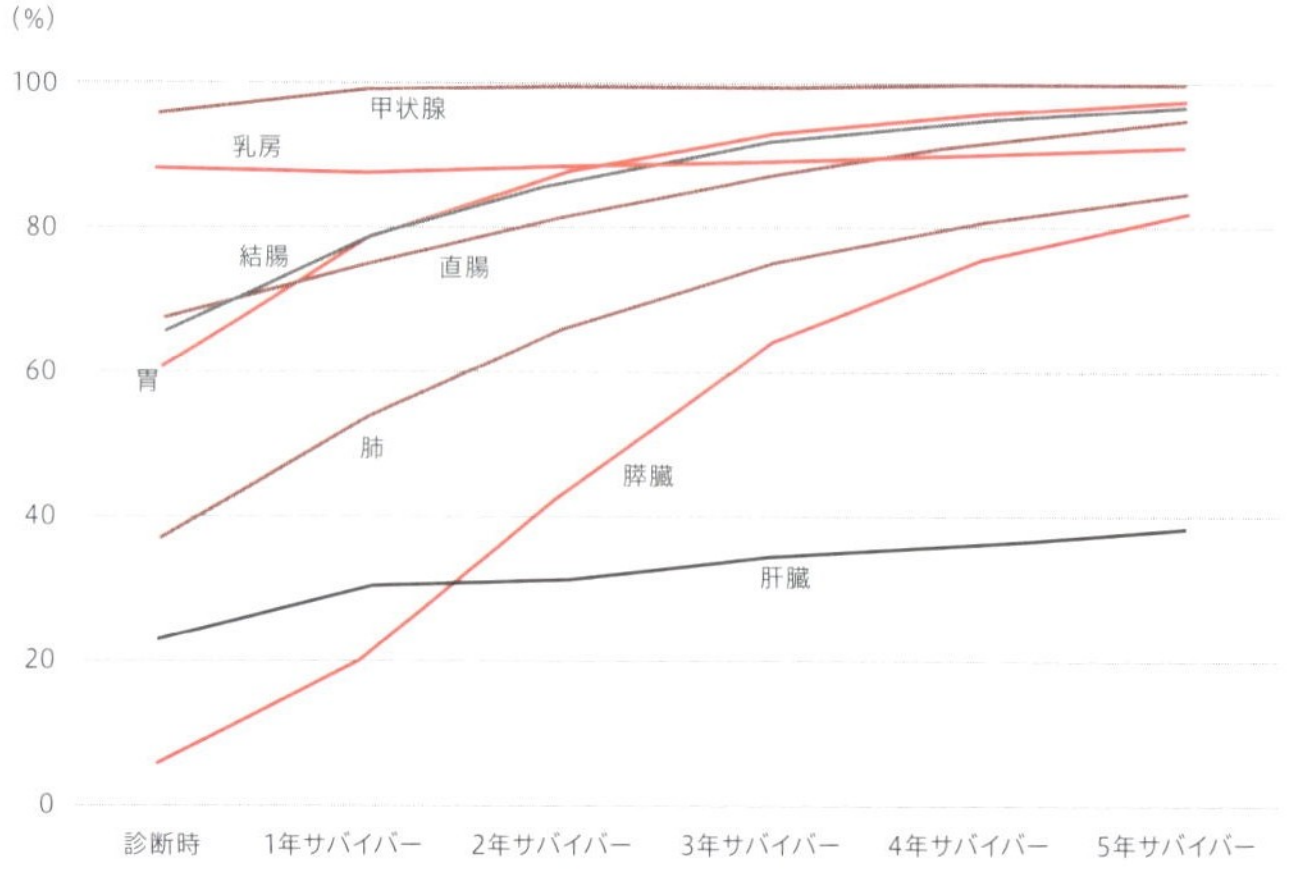

資料：独立行政法人国立がん研究センター がん対策情報センター

このように実際のデータで見てみると、がんの5年生存率は全体で6割を超えていることがわかります。

もちろん、がんの種類によって生存率は異なります。ただ少なくとも、多くの人がイメージしているほど、がんを恐れる必要はないのです。

がんというと、つい、お医者さんから「余命3カ月です」などと言われるシーンを想像される方もいるかもしれません。

ただそういった余命宣告されるケースというのは、がんが転移するなど、治療が間に合いそうにない最後の段階での話です。

しかも余命宣告というのは、あくまでもそのお医者さんの意見でしかありません。お医者さんの話を鵜呑みにするのではなく、客観的なデータを見ることで、できる限り希望をもつように心がけてください。

それが、正しくがんと向き合うことにもつながります。

血液検査で長生きできるかどうかがわかる

医学はつねに進化を続けています。

現在では、血液検査をするだけで、長生きできるかそれとも短命なのかが科学的にわかるようになりました。

そのカギとなるのは、「アルブミン」と「CRP」というふたつの数値です。

これらの数値が、寿命を測る指標となります。

まずアルブミンとは、栄養状態を示す数値のことです。

2017年、アルブミンは寿命と密接な関係があるということをまとめたレポートが、医学雑誌に発表されました。

具体的には、アルブミンの数値が４g／dl以上ある人は長生きできて、それ以下の人は長生きできないとされています。

次にCRPですが、これは身体の中の炎症反応を示す数値です。

私たちの体の中ではつねに、見えない炎症が起こっています。

では、炎症が起こるとどうなるのでしょうか。

たとえば、食事で脂っぽい料理を食べると血管にあぶらがたまり、質の悪いあぶらなどが炎症を起こします。

欧米では、高感度CRPの検査が行われているのですが、CRPは、数値が0．5mg／dl未満の人であれば長生きできるとされています。

これらのデータからも明らかなように、アルブミンの数値をあげること、そしてCRPの値を下げることにより、寿命もまた長くなる可能性があります。

とくにがんと診断された方は、まず、これらふたつの血液検査の数字を正常に戻すことを心がけてください。

これらの数値はほとんどの病院でも測ってくれます。

自分の体の数字と向かい合うことが、がんに対する恐れをなくし、がんに負けない体質をつくることにつながります。

現代医学の技術を活用し、より客観的なデータから、自身の状態を正しく把握するようにしましょう。

陽子線や免疫治療を行う前に知っておきたいこと

がんの治療に際して、「陽子線」や「免疫療法」などの治療が効果的だと聞いたことがある方もいるかもしれません。

そういった治療を検討している方に、ぜひ知っておいてもらいたいことがあります。

それは、**もともと医学というものは、対症療法（アロパシー）でしかない**ということです。

たとえば医学というものは、発熱があれば解熱させ、頭痛があれば頭痛を消そうとします。

発生した症状に対して対処すること。それが対症療法です。

ただし、そのようにして**治療を行ったとしても、根本的な原因が改善していなければ、また再発してしまう**恐れがあります。

大切なのは、病気の原因となった生活習慣に目を向けて、それを変えていくことです。

がんについても同様です。

陽子線や免疫療法によって改善しても、原因となっている食事や生活習慣が正されなければ根本的な解決にはなりません。

別の場所にがんができたり、再発したりする可能性があるのです。

その点、**がんは〝生活習慣病〟である**という認識をもつことが大切です。

表面的な治療に終始して、その場しのぎで対処するのではなく、食事や生活習慣に目を向けるようにしてください。

よく「陽子線の治療に300万円払った」「免疫の点滴に200万円かかった」な

ど吹聴する人がいますが、それでがんが治ったとしても、根本的な改善にはなっていないケースが少なくありません。

悪い土壌から悪い作物ができるように、土壌そのものが改善されないと、いい作物が採れることはありません。土壌が悪いままでは、本当の健康は手に入らないのです。

もちろん、治療そのものを否定するわけではありません。

治療を選択するのは、あくまでも個人の自由です。

ただ、本当の意味でがんと向き合っていくためには、治療そのものだけでなく、治療中や治療後（病後）についても生活習慣と向き合うことを忘れてはなりません。

事実、治療の5年後、10年後にがんが再発する人は後を絶ちません。また、がんだけでなく、心臓病や脳卒中などが起きてしまう人もいます。

そのようにして、いわゆる〝病気のデパート〟になってしまう人は、食事や生活習慣に問題があるケースがとても多いのです。

西洋医学以外にも代替療法という選択肢がある

第1章において、医学的ながんの治療法として、大きく「外科治療」「化学療法」「放射線治療」「免疫療法」の4つがあると紹介しました。

これらはまさに、西洋医学に則った治療法となります。

ただし、がんの治療法は西洋医学だけではありません。
西洋医学以外にも「代替療法」という選択肢があります。

代替療法とは、既存の治療法を補ったり、あるいはそれらの代わりに行ったりする治療のことです。

とくに西洋医学だけでは対処できないケースもあるがんには、数多くの代替治療があります。

医師の中には、代替療法の効果を認めたがらない人も少なくありません。

しかし実際には、効果のある代替療法によって、がんを克服している人が世界中にたくさん存在しています。

アメリカの一流病院でさえ、鍼や漢方などの代替療法を行い、医学部では代替療法の講義がますます増えています。

その点、がんの治療に関しては、必ずしも治療の専門医の話を聞いているだけでは十分ではない、と言えるかもしれません。

そして、数ある代替療法の中でも、とくに私が勧めているのは**「ゲルソン療法」**と**「サイモントン療法」**です。

これらの代替療法は、歴史も実績もある、信頼性の高い治療法となります。

それぞれの具体的な内容について紹介しましょう。

代表的な代替療法①「ゲルソン療法」

ゲルソン療法は、主に食べ物やデトックス、サプリメントでがんの改善を目指す治療法です。いわゆる「自然療法」の一種となります。

ゲルソン療法によって、お医者さんに見放された進行がんや末期がんの方が救われたケースはたくさんあります。

その数、日本で100人以上、全世界で数千人以上と言われています。

たとえば日本では、精神科医の星野仁彦先生が肝臓に転移した大腸がんを、内科医の渡辺勇四郎先生が進行の前立腺がんを、それぞれゲルソン療法で改善させた事例があります。

そんなゲルソン療法ですが、どのようにして生まれたのでしょうか。

ゲルソン療法の歴史について、簡単に紹介しましょう。

1881年にドイツで生まれたマックス・ゲルソン博士は、医師になったあと、ひどい頭痛に悩まされていました。有名な教授や医師に相談しても、ただただ「治りません」と言われるだけ。

そこでゲルソン博士は、膨大な文献を調べます。

その結果、「食事で頭痛が改善される」という文献を発見。半信半疑のまま、食事療法に取り組むこととなります。

そして、食事療法を続けたおかげで、長年の頭痛から開放されたのです。

その後ゲルソン博士は、同じような頭痛で悩んでいる人への指導を開始しました。すると頭痛だけでなく、当時は不治の病とされていた結核の改善もみられるように。

さらには、がんの治療にも効果があるとわかったのです。

こうして誕生したゲルソン療法は、正規の治療法としては認められていないものの、アメリカや日本で大きな功績を残していることはすでに述べた通りです。

では、ゲルソン療法は具体的にどのような治療法なのでしょうか。

ゲルソン療法は、病気、とくにがんの原因として「栄養の欠乏」と「毒」の2つを挙げています。

たとえば前者としては、白米や加工食品など、三大栄養素以外の栄養の少ない食事を多く食べている場合が当てはまります。

後者としては、農薬が散布された食品を食べたり、あるいは生活の中で発がん物質などから影響を受けたりするといったケースです。

ゲルソン療法では、「豊富な栄養補給」と「解毒」を目標に、以下のような治療を行います。

①ジュースを1日13杯程度飲む

ジュースはにんじんジュース、葉物野菜のジュースなどです。ミネラルやビタミン、ファイトケミカル、酵素などの栄養素を効率的に摂取するために、ジュースという形で摂ります。

②食事は無農薬野菜・果物とオートミール、ジャガイモなど

朝食はオートミール、昼食はジャガイモで、さらに生野菜や調理した野菜を食べます。さらに、食物繊維を取り除いて栄養を吸収しやすくした2千年以上前からあると言われているヒポクラテススープなども飲みます。

③「コーヒー浣腸」を行う

コーヒー浣腸とは、コーヒーを肛門から注入し、体の解毒を行うものです。コーヒー浣腸を行うことで、肝臓の機能を改善させ、解毒化を促します。

④サプリメントを摂取する

食事だけで補えないビタミンやＣｏＱ10（補酵素Ｑ10）などのサプリメントも同時

に摂ることで効果を高めます。ただしサプリメントについては、その人の状態などに応じて調整されます。

ゲルソン療法によって、適切な栄養を補給しつつ、免疫システム、ホルモンシステム、臓器システムなどを改善させることで、がんの治療につながります。

さらに、がんと一緒に高血圧や糖尿病、頭痛、アレルギー、皮膚病なども、ゲルソン療法を行うことで良くなった人がたくさんいます。

ちなみに私は、２０１４年５月に、アメリカにあるゲルソン協会で医師向けの研修を受けています。

日本ではこの研修を受けた人は３人しかいません（２０１４年６月時点）。

その時にはアメリカのほか、オーストラリア、ヨーロッパ、ブラジル、台湾など世界中の医師が学びにきていました。だからこそ、自信をもって勧められます。

ただし、その人の状態によって、ジュースの量やコーヒー浣腸の回数、サプリメントの種類なども変わってきますので、できるだけ専門家からの指導を受けることを強く勧めます。

代表的な代替療法②「サイモントン療法」

サイモントン療法は、心のケアをする心理療法です。薬などを使わなくても、進行がんが改善したり、余命が伸びたりした実績があります。

たとえば、ある乳がん患者の場合。心理療法だけでも、乳がん患者のグループに行った場合、行わなかった場合よりも余命が倍に伸びたケースも報告されています。

その中でも日本で受けられる心理療法として有名なものがサイモントン療法です。

サイモントン療法を考案したのは、アメリカの心理社会腫瘍学の権威、カール・サイモントン博士です。

もともと放射線治療を行う医師であったサイモントン博士は、放射線治療を行う過程において、良くなる人とそうでない人がいることに疑問をもち、研究をはじめます。

その結果、サイモントン博士は、がんが治る人に共通する傾向として「希望」と「信念」が関係していることを発見したのです。

さらにサイモントン博士は、瞑想やビジュアライゼーション（イメージ療法）、ポジティブ・シンキング（積極的思考）、東洋哲学、シャーマニズム、火渡り、シルバ・メソッドなど数多くのアプローチを学び、治療に取り入れるようになりました。

その後、放射線療法に加えてこうした心理療法を行うようになると、患者の状態が劇的に改善していったのです。

このようにサイモントン療法は、がん患者に対し、あるイメージを描かせて治療する一種の心理療法です。

同じような症状のがんの患者でも、希望をもって治療を受けて前向きに生きる人と、あきらめや絶望感の中で生活する人とでは、その後の結果も変わります。

具体的には、リラクゼーションやイメージングによって心がプラス思考になると、ナチュラルキラー細胞が増え、がん細胞の破壊につながります。

私ががんになった人に対して「希望をもつように」と伝えているのは、まさにサイモントン療法の教えからもたらされたものなのです。

現在サイモントン療法は、アメリカやヨーロッパ各国に次いで、日本でも受けられるようになりました。

サイモントン療法協会や認定の講師は、日本各地で外来、カウンセリング、ワークショップなどを開催しています。興味がある方は、ぜひ参加してみてはいかがでしょうか。

NPO 法人サイモントン療法協会
http://simontonjapan.com/

がんの食事療法は大きく分けて玄米菜食主義と糖質制限の2種類がある

がんの代替療法のうち、とくに食事療法に着目すると、大きく「**野菜中心の菜食主義**」と「**糖質制限**」の2つがあります。

玄米菜食主義というのは、玄米や野菜を中心とした食事を心がける食事療法です。より自然食に近いイメージとなります。

一方で糖質制限とは、食事の中に含まれる糖質の量を減らすか、できるだけ摂らないようにする食事療法のことです。糖質制限ダイエットなどで、ご存知の方も多いかと思います。

これら2つの食事療法が、とくにがん治療においても効果があるものとして、代表的な方法とされています。

またその他にも、日本で古くからある「西式健康法」でも、食事に関するルールが盛り込まれています。

西式健康法とは、医師から「20歳まで生きられない」と言われた西勝造氏が行ってその効果を見出した、さまざまな健康法の総体です。

具体的には、「脊柱の狂い」「宿便の排除」「血液の循環」などに着目しているのが特徴となります。

栄養に関しては、高カロリー食や美味美食、過食を避け、調和のとれた腹八分目の食事を中心としています。

玄米菜食主義や糖質制限、あるいは西式健康法にしても、食事に対する考え方の一部は共通しています。

それは、不自然な精製された炭水化物である白い砂糖や小麦粉、白米などは、いずれも控えるように勧められています。

ここに、がんの治療につながるポイントが隠されています。

がんに効く食事については、第3章でも詳しく解説しています。

ただし、いずれの方法を選択するにしても、それぞれのルールや作法をきちんと守ることが大切です。

自分に合った方法を見つけて、厳格なルールのもとに、実践していくことが求められます。中途半端に実行していると、正しい効果を得ることはできません。

玄米菜食主義にしても、糖質制限にしても、実践する際には関連書籍に目を通して、抜けや漏れがないようにし、可能であれば専門家の話や料理教室なども参考にしてください。

胃腸、皮膚、血液から悪いものを出して、いいものを入れる

私たちの暮らしは、かつてとは比べ物にならないほど便利になっています。身の回りを見渡してみるとわかるように、「これがなければ生活できない」と思われるような、文明の知恵が詰まったものがあふれています。

ただ、そうしたもの中には、私たちの体に悪影響を及ぼしているものも少なくありません。

わかりやすいのが食べ物です。

普段はあまり意識しないかもしれませんが、味や見た目を良くするため、さらには長期保存を可能にするための添加物は、あらゆる食品に含まれています。

そうした食品を日常的に摂取していると、体の中に毒素が蓄積されてしまいます。

また、自動車の排気ガスやパソコンの電磁波など、私たちが気づかないうちに悪影響をもたらすものも少なくありません。

短期間ではたいした影響がなかったとしても、何年、何十年と蓄積されていった結果、体の調子を悪くするものもたくさんあるのです。

しかし、現代社会で生活している以上、そういったあらゆる毒素から完全に逃れることはできません。

だからこそ、体内に蓄積された悪いものを出し、できるだけいいものを入れる、という発想が重要になるわけです。

それは、免疫力を高めてがんの治療につなげるという意味において、非常に大事なポイントとなります。

第3章から紹介する「食事（水分）」「ストレス」「生活習慣（運動）」「デトックス」の各項目はまさに、悪いものを出し、いいものを入れることに関係しています。

いずれの項目も、悪いものを出し、いいものを入れるという観点から、とくに効果的であると考えられる方法を紹介しています。

まずは、それぞれの内容をきちんと理解したうえで、できることからはじめてみてください。それぞれの方法を組み合わせることで、より高い効果が期待できるはずです。

では、その具体的な内容について、次章の「食事」から見ていきましょう。

コラム

なぜアメリカではがんが減り、日本では増えているのか?

最近の傾向として、アメリカではがん患者が減っている一方、日本では増えているというデータがあります。

では、なぜアメリカではがん患者が減り、日本では増えているのでしょうか?

アメリカと日本における医療や食事内容などの違いから考えてみましょう。

たとえばアメリカでは、健康保険に入っている人が乳がん検査に行くと、保険会社が100ドル支払ってくれるサービスがあります。

なぜこのようなサービスがあるのかというと、乳がんになってから払う医療費が驚くほど高いためです。

その結果、がんが進む前に早期発見・早期治療をした方が、保険会社にとって支払う医療費が格段に減ることになるわけです。

そもそもアメリカは、病院にかかる費用が日本の10倍以上とされています。

たとえば、アメリカで救急車を呼ぶと、1台あたり20万円もかかります。基本的に無料である日本と比べると、驚くほどの差があるわけです。

このように医療費の高いアメリカでは、「健康は自分で管理するもの」という意識が一般的に広まっています。

体にいい食事をとる、不足した栄養素を補うためにサプリメントを飲む、健康維持のために運動することは、アメリカでは当たり前です。

また、政府主導で健康キャンペーンも展開しています。

1980年代からがんと食事の関係が研究され、国の政策として健康管理にのり出しているのです。

そうした流れを受けて、食事を見直すこととなったアメリカでは、がんの発生率が低くなりました。

一方、日本でがんが増えている理由としては、2つの理由が挙げられます。

1つ目は、がん検診の受診率が高くなっていることです。

市町村の健康診断が普及したことにより、初期のがんが見つかるようになりました。

その中には、治療が必要でない高齢者の前立腺がんなども含まれます。

その点、日本においてがん患者が増えていることにつながっています。

2つ目は、がんと食生活の関係についての知識が普及していないことです。

事実、本書のテーマでもある「腸を健康にすることよって免疫力を上げる」ことの重要性について、ほとんどの日本人は知りません。

これから先、私たち日本人は、がんに対する知識や意識を根本的に見直す必要に迫られています。

第3章

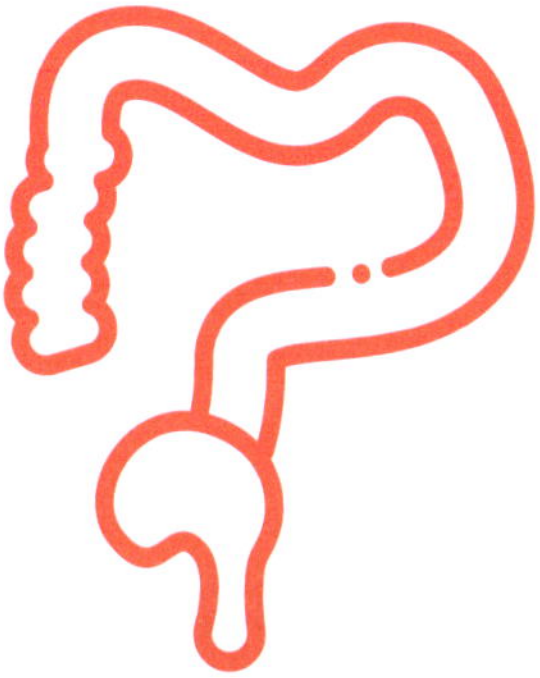

がんがどんどん消えていく食事

食べ物を加工食品からオーガニック（有機）へ変える

第3章では、がんを改善させるための「食事」について見ていきましょう。

まず、がんを改善させる食事の考え方として、ベースとなるのは、

「加工食品をはじめとする一般的な食品からオーガニック（有機）へと変える」

ということです。

たとえば加工食品には、体に悪い添加物が含まれています。

また、揚げ物の場合は油の酸化が、一般の野菜でもカビ防止、虫防止などの農薬が気になります。


ですので、まずは、日常の食事に使用する食べ物の安全性を意識することからはじめてみてください。

加工食品や油もの、一般的な野菜などから、オーガニックのものにするよう心がけてみるのです。


オーガニックの定義は認定機関によって異なるものの、農薬や科学堆肥を使わず、自然の恵みを生かした農林水産物や加工方法を指すのが一般的です。

もちろん、最も栄養価が高くて体にいいのは、有機の堆肥さえも使っていない自然栽培となります。

なぜなら、たとえ有機の堆肥を使用していたとしても、堆肥の元である牛や馬の食べ物に抗生剤やホルモン剤を使用していたりすると、どうしても体への影響が否定できないためです。

そのため、オススメする順番としては、「自然栽培→有機栽培」となります。

ただし、有機栽培より自然栽培の方が、希少性が高く量も少ないのが実情です。

とくに日本では、オーガニックの食品のみで生活するのは、まだ難しいでしょう。

だから、オーガニックに固執するのではなく、できるだけオーガニックのものに変えていく意識でもまずは結構です。

それが、がんを改善させる食事の基本となります。

野菜、果物、豆が体をアルカリ性に整える

第2章で紹介したゲルソン療法の中に、

「体が酸性体質になるとがんが大きくなりやすい」
「体が弱アルカリ性になるとがんができにくくなる」
「体の中に塩分のナトリウムが多くなるとがんができやすい」

という考え方があります。

たとえば、肉類や脂っこいもの、食品添加物が含まれた食品をたくさん食べると、体はどんどん酸性に向かいます。体が酸性になると、がんが成長しやすくなります。

一方、野菜や果物、海藻、豆類、魚介類、発酵食品などを摂取していると、体は弱

アルカリ性に向かいます。その結果、がんが増えるのを防ぐことにつながるのです。

日常的な食事内容で考えてみましょう。

たとえば、白いご飯と肉類、そして白い砂糖を使ったデザート。ランチや夕食で、このような組み合わせの人も多いかと思います。

しかし、このような食品群はまさに、体が酸性体質に向かう食事です。

そのような食事の内容を、魚と野菜、海藻、果物、発酵食品などに変えてみてください。一般的な日本食から、白いご飯を除いたイメージでしょうか。

そうすることで、体が弱アルカリ性へと向かいます。体が弱アルカリ性になれば、がんの増殖を防ぐ体質につながります。

では、なぜ酸性が悪く、弱アルカリ性が体に良いのでしょうか。

もともと人間には**「ホメオスタシス（恒常性維持機能）」**というものがあります。これは、気温や湿度などの環境が変化した場合でも、体の状態を一定に保とうとする働きのことです。

私たちの体は、このホメオスタシスがあるために、pH値（酸塩基平衡：酸とアルカリのバランス）が一定に保たれているのです。

ただ、食生活が酸性に偏ってしまうとそうもいきません。血液や細胞などにおいて、pH値が酸性に傾いてしまうためです。

その結果、がんが大きくなりやすくなってしまうのです。

ですので、体を弱アルカリ性に保つために、食事の内容を野菜や果物、海藻、豆類、魚介類、発酵食品などに変えることが大切です。

体に取り入れたほうが良いファイトケミカル

体に取り入れたほうが良い食べ物の筆頭に、「ファイトケミカル」が挙げられます。

ファイトケミカルとは、植物に含まれている化学物質のことです。紫外線や昆虫など、植物にとって有害なものから自らを守るために存在しています。

人が摂取した場合の作用としては、抗酸化作用や免疫力のアップが期待できます。そのため、がんを含めた生活習慣病の改善にも効果を発揮します。

ファイトケミカルは、含まれている成分に着目すると、大きく5つに分類されます。それぞれの概要について見ていきましょう。

	抗血管新生	抗炎症	抗酸化ストレス	アポトーシス促進	解毒酵素誘導	免疫細胞活性	がん増殖抑制
緑茶	○	○	○	○			○
うこん	○	○	○	○		○	○
大豆	○		○	○		○	○
ブロッコリー・アブラナ科	○	○	○	○	○		○
柑橘類	○		○				○
にんにく・玉ねぎ	○		○	○	○		○
オメガ３	○	○					○
海藻						○	
きのこ						○	
トマト	○	○	○	○		○	○
ブドウ・ベリー類	○	○	○	○		○	○
ブラックチョコレート	○	○	○			○	

引用文献：『がん「五人の名医（光、空気、水、土、食物）」に生かされて』長友明美 著

1．ポリフェノール群

発がん性物質を消し去り、解毒作用を促進します。
また、身体を酸化させない抗酸化作用をもち、がん自体を消滅させる効果もあります。

このポリフェノール群は、フラボノイド系とフェノール酸系に分かれます。

フラボノイド系の食べ物としては、なす、キャベツ、紅芋、大豆、黒ごま、緑茶、玉ねぎ、そば、アスパラガス、しそ、パセリ、セロリ、春菊、ピーマン、ブロッコリー、にんじんなどがあります。

果物ではぶどう、いちご、ブルーベリー、りんご、温州みかんなどです。

フェノール酸系の食べ物は、うこん、ごま、ライ麦、小麦、大麦、大豆、ブロッコリーなどがあります。

果物ではいちご、ラズベリー、グランベリー、ぶどうがその代表となります。

2．カロテノイド群

緑黄色野菜に多く含まれる色素のことです。抗酸化作用が強く、免疫細胞を活性化させせます。

カロテノイド群は、にんじん、かぼちゃなどの緑黄色野菜をはじめ、トマト、すいか、パパイヤなどの赤色の果物や野菜に含まれています。

3．イオウ化合物群

イオウ化合物群とは、にんにく、玉ねぎ、にら、長ねぎなどに含まれる野菜ケミカル物質のアリシンやアリイン、アホレン、硫化アリルのことです。

また、ブロッコリー、大根、わさびなどに含まれるスルフォラファン、アリルイソチシネートもイオウ化合物群となります。

イオウ化合物群には、血液をサラサラにし、免疫力を高める働きがあります。

4.糖質関連物質

糖質関連物質には、免疫力を高める作用があります。免疫力を高めることによって、がんに打ち勝つ強い体をつくります。

具体的には、きのこ類に含まれるβグルカンや、海藻類に含まれるフコイダン、さらにはイチジクなどに含まれるペクチンが該当します。

5.テルペン類

テルペンとは、植物や菌類などによってつくり出される生体物質です。

たとえば、シソ、ローズマリー、セージなどに含まれるジテルペンは、がんが成長していく因子を抑制します。

また、グレープフルーツなどの柑橘類に含まれるリモニンは、発がん性物質を身体の外に排泄する作用に加え、鎮痛、抗炎症、殺菌作用もあります。

このように、さまざまな食品に含まれているファイトケミカルは食べ物でとることで、食物繊維もたっぷりふくまれています。

そのため、腸内環境の改善も効果的です。

もともとがんは、自分が増殖するための居心地のいい環境をつくろうとしています。これを「血管新生作用」と言います。

その血管新生作用を防ぐために、ぜひファイトケミカルを活用しましょう。

ファイトケミカルを含む食べ物を摂取することによって、がんにとって居心地の悪い環境になります。

以上のような食べ物を多く取り入れるための、具体的な食事について考えていきたいと思います。

がん に効く食べ物①繊維質の多い食品

ファイトケミカルを含む食品以外にも、がんに効く食べ物はたくさんあります。
がんに効く具体的な食べ物について紹介していきましょう。

まずは、「繊維質の多い食品」からです。

スムージーを朝食にとると腸の調子がよくなる

「はじめに」でも紹介しているように、野菜や果物のスムージーは腸の調子をよくします。

たとえば、スムージーを朝食代わりにとると、腸の調子が改善されて免疫力の改善につながります。

また西式健康法では、朝を解毒の時間としてとらえ、なるべく食べないか軽いものにするよう勧めています。

その点でも、朝食にスムージーをとるのはオススメです。

きのこと海藻は免疫力を上げる

きのこと海藻類は、食物繊維が多いだけでなく、免疫力を高める作用があります。

たとえば、きのこに含まれる「グルカン」や、沖縄産をはじめとするもずくに含まれる「フコダイン」などがその代表です。

その他にも、にんにくやショウガも免疫力を高める効果があると言われています。

積極的に摂取するようにしましょう。

ウコン、ゴーヤ、ノニなど、沖縄の植物ががんを消す

沖縄の食材もオススメです。

ウコンには抗炎症作用があり、がんの血管新生作用を抑える効果もあります。

またゴーヤは、動物レベルの調査において、すい臓がんを減らす効果があるとされています。

さらに、健康食品としてジュースなどにされているノニは、がん細胞の増殖を抑える抗がん作用があり、ファイトケミカルも含まれています。

いもを皮ごと食べるから沖縄の人は長生き

沖縄でもとくに健康で長生きする人が多いところは「ブルーゾーン」と呼ばれていますが、沖縄の長寿には、サツマイモを皮ごと食べる習慣がひとつの原因になっていると言われています。

サツマイモには食物繊維がたっぷり含まれています。そのサツマイモを皮ごと食べることが、長寿食として捉えられているのです。

本土と比較しても、私が沖縄に来た15年くらい前は、沖縄のがん患者は2割ほど少ないと言われていました。それも、サツマイモをはじめとした食物繊維の多い食事のおかげかもしれません。

しかし、食事の欧米化やクルマ社会などの運動不足で、乳がんや前立腺がん、大腸がんなどがどんどん増えています。

大根、パパイヤ、パイナップルなどから酵素を取る

腸内環境を改善するためには、食べ物の消化を良くすることも大切です。そして、食べ物の消化を良くするために必要なのが「酵素」です。

たとえば大根には、アミラーゼという炭水化物を分解する酵素が含まれています。またパパイヤやパイナップルには、ブロメラインというタンパク質を分解する酵素が含まれています。

これらの酵素を摂取すれば、胃腸に負担をかけることなく消化が促され、便通への

効果が期待できます。もちろん、食物繊維も豊富です。

オートミールのおかゆは優れたタンパク源

タンパク源としてオススメなのは、オートミールです。オートミールとは、えん麦を脱穀して調理しやすくしたものです。全粒穀物なので、栄養豊富なのが特徴です。

また、オートミールはおかゆ状にして食べるため、白米や玄米よりも消化に優れています。タンパク質や食物繊維を摂取しつつ、消化にも良い食品です。

がんに効く食べ物②その他の食品

これらの食品以外にも、がんに効く食べ物の考え方はたくさんあります。

たとえば、次のような食品が挙げられます。

がんに効く食べ物は「まごはやさしい」

がんに効く食べ物として、「まごはやさしい」というキーワードがあります。

「まごはやさしい」とは、豆、ごま、わかめ、野菜、魚、しいたけ、いもの頭文字をとった言葉です。これらはいずれも、がんに効く食べ物とされています。

それぞれの食品をイメージしてみるとわかるように、いずれも和食に使われている食材となります。すでに紹介した炎症を抑えるごまや、海藻のわかめ、きのこやいも類などが含まれます。

DHA・EPAが豊富な魚は欠かせない

「まごはやさしい」にも含まれていた魚には、DHAやEPAという栄養素が豊富に含まれています。これらは、油の中でも健康にいいものとして注目されています。

本来、私たちの体は、必須脂肪酸としてオメガ3とオメガ6をバランスよく摂らなければなりません。

しかし、食の欧米化にともない、どうしてもオメガ6に偏ってしまいがちです。

そこで、オメガ3を効率よく摂取するためにも、魚を食べた方がいいのです。とくにサバやサンマなどの青魚を食べるようにしましょう。

研究結果として、大腸がんに対して、オメガ3脂肪酸が予防的に働くメカニズムが挙げられています。

また、世界がん研究基金と米国がん研究協会（WCRF／AICR）は、魚を摂取することで大腸がんリスクを低下させる可能性があると結論づけています。重金属や放射能を気にする人は、サプリメントなどで摂ることも、場合によっては勧めています。

長崎で発酵食品を食べていた人は被ばくしてがんにならなかった

発酵食品も、がんに効く食材とされています。

ここでいう発酵食品として代表的なものは、いずれも古来から日本にある、納豆、味噌、梅干しなどです。

これらの発酵食品を食べていたおかげで、長崎で原爆にあってもがんにならなかったという秋月先生の報告もあります。その点、がんに効くと言われているのです。

また、発酵食品が腸内環境を改善させるのは、ご存知の通りです。

がん予防のピラミッド

最後に、がん予防に効果のある食べ物として、国立衛生研究所（ＮＩＨ）が１９９７年に発表した表を紹介しましょう。

これまでに紹介した内容と合わせて、ぜひ参考にしてみてください。

がん予防の可能性のある食品

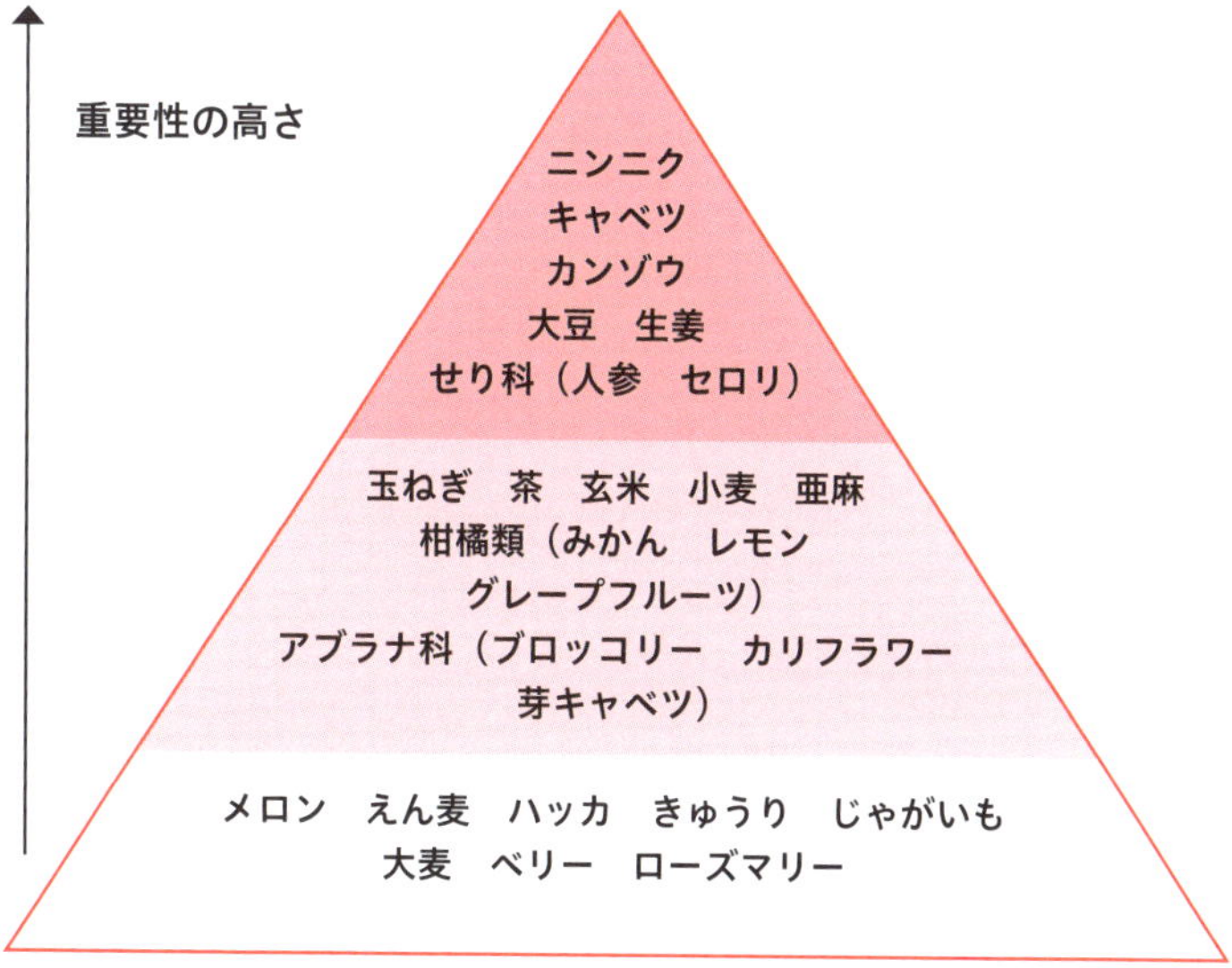

食べない方がいい食品

一方で、できるだけ食べない方がいい食品もあります。
たとえば、次のような食品が挙げられます。その理由とともに見ていきましょう。

精製された炭水化物

白米のごはんや、白い小麦でつくられたパンやうどん、ラーメン、パスタなどの精製（混じり物を取り除くこと）された炭水化物は、がんの餌になると言われています。

たとえば乳がんは、血中インシュリン濃度が高いと死亡率が3倍に増えるという研究結果があります。つまり、上に書いてあるような精製された炭水化物は、インシュリンが上がり、余命にも関わるということです。

また炭水化物に多く含まれる糖は、がんの好物です。血糖を上げやすい糖類、白米、白い小麦などは、できるだけ避けるようにしてください。一緒に食物繊維を摂ることで、糖の吸収が穏やかになり、血糖値が上がりにくくなります。

お肉の食べすぎは乳がん、大腸がん、肺がん、すい臓がんの危険性を上げる

赤肉や加工肉は、一部のがんにおいて、発がんリスクを高めると報告されています。
※２００７年の「食物、栄養、身体活動とがん予防：世界的展望」より。

赤肉と言えば、牛肉や豚肉がその対象となります。また加工肉としては、ベーコンやソーセージなどが挙げられます。

牛乳や卵にも注意が必要

牛乳や卵についても、できるだけ避けた方がいいでしょう。

牛乳に含まれるカゼインタンパクや、卵の黄身に含まれるタンパク質は、がんを増殖しやすくする可能性があります。

たとえばイギリスの科学者であるジェーン・プラント博士は、牛乳をやめたことで、3度くり返していた乳がんが再発しなくなりました。とくに博士は、乳がん、子宮がん、前立腺がんにおいて、乳製品を避けるべきだと主張しています。

一方で、植物性のタンパク質やホエイタンパク、卵の白身に含まれるタンパク質は、あまりがんを増やさないものとされています。

オメガ6脂肪酸は入れない

魚からDHAやEPA、オメガ3を摂取することの重要性については、すでに述べた通りです。それに加えて、できるだけ、オメガ6を摂らないように心がけてください。

魚以外のあぶら（油・脂）は、その多くがオメガ6系の脂肪酸となります。オメガ3とオメガ6のバランスが悪くなると、血管内の炎症が悪化したり、血液がドロドロになったりしてしまいます。そして免疫細胞が動きにくくなります。

その結果、免疫力が落ち、がんを増やしやすくなってしまうのです。

ただ、サプリメントによってオメガ3を摂りすぎるのもときとして危険があります。血液がサラサラになりすぎて出血しやすくなるためです。バランスが大事です。

油が酸化している揚げ物は身体に最もよくない

油に関して言うと、揚げ物にも注意が必要です。

悪い油を使った揚げ物を食べると、体内で食品が腐敗（酸化）し、炎症が起きる可能性があります。それが、がんをはじめ、脳卒中や心臓病とも関係していると言われています。

そういったものがきっかけとなり、腸内環境の悪化、さらには免疫力の低下を引き起こします。

サプリメントやスーパーフードに頼らない

がんに効く栄養素を摂取するために、サプリメントやスーパーフードを活用する人も少なくありません。ただ私は、そういったものだけに頼ることをオススメしません。サプリメントやスーパーフードに高いお金をかけるなら、普段の食べ物に気を使った方がいいでしょう。あくまで大切なのは、ほんの少しの栄養よりも、一日三回食べたときの栄養です。

もちろん、無理に三食たべる必要はありません。自分の感覚を大事にし、必要があれば食事を抜くことがあっても構いません。

いずれにしても、食事を通じて自らの状態をチェックできるようにすることが、食習慣の改善につながります。

そのようにして日常的な改善を目指すことが、がんとの正しい付き合い方なのです。

がんと食事の考え方

食事療法は色々とあります。

中にはまるで正反対のことを言っている食事療法に混乱しているという質問も多くもらっています。

たとえば人参ジュースは糖質が多いので、ガンに良くないのではないかという質問を多く受けます。

正解はあなたがどのような食事をしてきたか、どんな食事（療法）をしていくか、そしてその食事（療法）についてどう思っているかなどで変わってきます。

人参ジュースは糖質を多く含んでいるので、糖質制限・ケトン体療法を行っている人は禁止です。

しかし糖質の他にたくさんのβカロチン、ビタミンやミネラル分などを含み、人参ジュースでガンが治った人も多くいます。

私自身、ゲルソン療法を学んできたので、食事療法の一つの例として載せましたが、これが食事療法の全てだとは思っていません。それはゲルソン療法を行った人全ての人がガンが治ったわけではないからです。人は一人一人違うので、全員が良くなるような食事療法はないと思っています。

笑えるスピリチュアルという有名なブログを書いているさとうみつろうさんは「食事は宗教のようだ」と表現しています。うまい表現だと思います。

食事療法の専門家は自分の食事療法が最上と思い、他の食事療法を批判します。まさに自分以外の宗教を邪教と呼ぶ宗教のようです。

私は宗教の教祖様ではなく、食事療法などの生活習慣をどういった理由でどれを選ぶかをアドバイスする専門家だと思っています。

結局、どんな食事が合っているかは周りはおろか自分でさえも分かりません。食事に関して「絶対に失敗してはいけない」と思っていると良くありません。

食事を一つのフィードバックとして、うまくいったならそれで良し。上手くいかなかったならどこが良くないか、改善すべきかを考えて欲しいと思っています。

その時に一人で考えるよりは経験ある人や専門家の人と一緒に考える、教えてもらう方がより良いです。

中医学の格言で「一病長命、無病短命」というのがあります。病気がある人、自分の悪いところを知っている人は、それを自分で認めていれば相応の注意をするので、自分は完全に健康体だと思って弱いところを軽視する人たちよりもずっと長生きする傾向があるということです。

ガンを食事・生活習慣で治したことで、ガンになる前よりも健康で長生きする人たちも多くいます。

コラム

乳がんと食事の研究がいま最も進んでいる

がんの研究は、世界中で進められています。
その中でも、とりわけ研究が進んでいる分野といえば、「乳がん」です。
たとえば、乳がんに関係する研究結果には、主に次のようなものがあります。

・乳がん治療中にはブロッコリー、キャベツ、ケール、大根などを多くとる方がいい
・早期乳がんでは、油や脂っこい食事、肉やビールは避け、体重が増えないように注意する
・早期乳がんでは、血糖値を上げやすい食べ物は避ける
・乳がんの治療中は、飽和脂肪酸の多い油、肉類、乳製品、卵とマーガリンを避ける

・乳がんの治療中は、果物や野菜を多く摂る

これらは、それぞれ別々の研究結果から引用されたものです。

ただ、いずれの場合も、一定の傾向を示しているのがわかります。

つまり、油や肉を避け、野菜や果物を摂ること。

そして、食べ過ぎを避け、自然に近い食事を心がけることが重要とされているのです。

とくにヨーロッパでは、こうした研究結果をもとに、ライフスタイルの研究も進んでいます。

食事だけでなく、運動を含めた日常的な生活習慣や、ストレスをできるだけ緩和するような意識付けなどもまた、そうした研究の一環です。

第4章

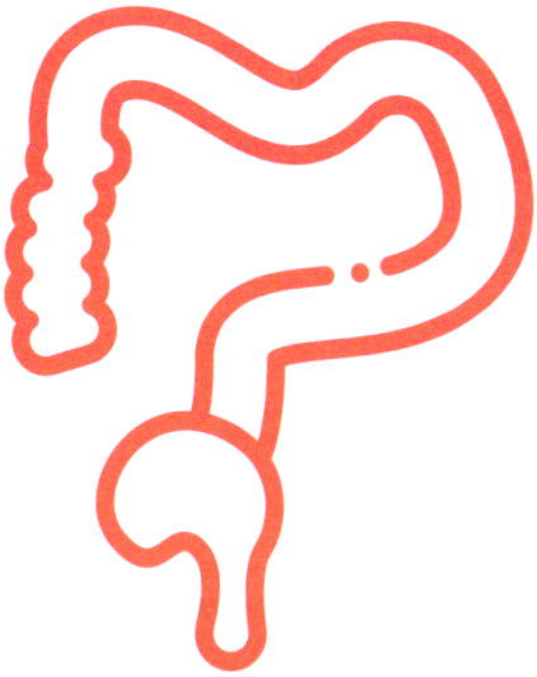

小さなストレスが大きながんをつくる

がんへの恐怖があなたの寿命を削る

第4章では、がんに対する免疫力を高めるために必要な**「ストレス管理」**について見ていきましょう。

第2章の冒頭で、がんになった場合に最も避けるべきなのは〝絶望すること〟だと述べました。**必要以上にがんを恐れ、絶望してしまうと、体の免疫力が正常なバランスを失ってしまう**ためです。

事実、がんの心理療法として有名な「サイモントン療法」においても、がんを悪化させるものとしてストレスが挙げられています。

反対に、がんを改善させる条件としては、希望や信念をもつことが挙げられているのです。

たとえば、自律神経の乱れという観点から考えてみましょう。

自律神経は、交感神経と副交感神経のバランスによって保たれています。それが緊張やストレスによって交感神経が優位になると、自律神経が乱れてしまうのです。

ストレスを受けると、脳からの指令によって、副腎皮質からストレスホルモンである副腎皮質ホルモンが分泌されます。

これらのホルモンによって、血糖値や血圧の上昇、免疫を抑える、胃酸が増える、目が覚めるといったさまざまな作用が生じます。その状態が長く続くと、不調やトラブルにつながるというわけです。

このことは、がんの治療においても重要なポイントとなります。

免疫力を高め、がんを大きくさせないためには、正しいストレス管理が必要となります。ストレスをそのままにせず、適切に対処することが求められるのです。

とくに、がんのことを恐れてしまうと、それがストレスの元になります。

闇雲に恐れてストレスを溜めないよう、がんのことを積極的に知るように努め、正しい知識を身につけましょう。

ストレスがあると腸の悪玉菌が増えて免疫力が下がる

ストレスは、腸の悪玉菌や免疫力にも関係しています。

ストレスが溜まっている状態だと、体内に悪玉菌が増えてしまいます。悪玉菌が増えると、体にとって悪いガスを出したり、食べ物が腐敗したりすることにつながります。

その結果、便秘の原因になってしまうのです。

便秘が免疫力の低下につながることはすでに述べた通りです。

また、がん細胞や他のウイルスを退治してくれるリンパ球の一種「ナチュラルキラー細胞（ＮＫ細胞）」は、ストレスによってパワーダウンすると言われています。

ある実験によると、テスト前でストレスにさらされた学生の方が、ストレスがない学生より風邪をひきやすく、免疫力のナチュラルキラー細胞がはたらいていないという研究結果が出ています。

そうした事柄からもわかるように、**ストレスがある状態では、がんをはじめとするウイルスを適切に処理することができなくなってしまう**のです。

とくに現代人の場合、仕事や人間関係でストレスを溜めている人も多いのではないでしょうか。

役職や立場的な観点から、やりたくないことに対してノーと言えないために、少しずつストレスが蓄積されていくケースも少なくありません。

はじめのうちは、ストレスが溜まることで自律神経が乱れ、体の不調やトラブルを感じられるはずです。

ただ、ストレスが蓄積された状態が普通になると、ストレスが溜まっていることに鈍感になってしまいます。

そうなると、普段から免疫力が低下したままになります。

ストレスがあると、腸の悪玉菌が増え、免疫力の低下につながるということをきちんと認識するようにしましょう。

笑って免疫力を上げると痛みにも効く

では、ストレスをなくすためには、どのような工夫が必要なのでしょうか。

たとえば、ストレスをなくして免疫力を高めるために、**「笑うこと」**が重要であると言われています。

私たちが笑うと、免疫のコントロールをつかさどっている間脳に興奮が伝わります。そうすると、情報伝達物質である神経ペプチドが活発に生産されます。

そのようにして生産された善玉の神経ペプチドは、血液やリンパ液を通じて体内に流れ出します。そして、ナチュラルキラー細胞（ＮＫ細胞）に付着し、活性化させるのです。

ナチュラルキラー細胞が活性化すると、がん細胞やウイルスを攻撃してくれるようになります。その結果、免疫力も高まるというわけです。免疫療法の中には、ナチュラルキラー細胞の活性を高めるものもあります。

さらに笑いによって、免疫力とも関係する遺伝子の発現（遺伝子の情報が細胞の構造や機能に変換される過程）まで変わった事例もあります。

20年ほど前の研究になりますが、村上和雄博士がある患者にお笑い番組を3時間ほど見せたところ、遺伝子発現が23箇所も変わったというものです。

これはまさに、笑うことによってナチュラルキラー細胞が活性化した結果とされています。

また笑いには、がんで困る原因のひとつである、痛みを和らげる効果があるとも言われています。

アメリカ人のノーマン・カズンズ氏は、いわゆる「笑い療法」を確立した人物です。

もともとジャーナリストであったカズンズ氏は、硬直性脊髄炎という難病の自己免疫疾患（膠原病）に苦しんでいました。

カズンズ氏は、医師からは全快が難しいと言われたこともあり、自ら病気を治療する方法を研究しはじめます。

そして研究の結果、とくに痛みがひどかったとき、笑うことで痛みが和らぐことを自ら発見したのです。

このように笑いは、がんに対する抵抗力を高め、免疫異常や痛みの改善にもつながるものとされています。

ストレスをなくすためにできること

笑うこと以外にも、ストレスをなくしたり、前向きになるためにできることはたくさんあります。

代表的なものとしては、主に、次のような方法です。

「やりたくないことリスト」をつくる

やりたくないことに対して「ノー」を言えない状態が続くと、自ずとストレスが溜まってしまいます。

そこで、「やりたくないことリスト」をつくってみてはいかがでしょうか。

「やりたくないことリスト」をつくり、がんを言い訳にして、やりたくないことをどんどん避けてしまうのです。そうすると、ストレスの元が自然と減っていきます。

こうした方法は、サイモントン療法の治療で有名な川畑のぶこ氏も提唱しています。

「健康になってこれをやりたい」という夢をもつ

プラスの感情に目を向けるために、がんを克服して健康になったときにやりたいことをいくつか挙げてみてください。

たとえば、長年の夢でも構いません。そうしたポジティブな感情というのは、生きていくうえでの万能薬となります。

大きな夢でなくても、「もっと長生きしたい」と思えるものなら何でも構いません。自分が楽しめるものに目を向けることが大切です。

暮らす場所と付き合う人を変える

過ごす場所や付き合う人を変えることによって、がんが改善したという事例もあります。

たとえば、がんの療養で有名な玉川温泉というものがあります。

また私の知り合いは、末期がんと診断され、かねてから行きたかった世界旅行に行ったそうです。すると、帰ってきたときにはがんが治っていたというのです。

これはいわゆる「転地療法」と呼ばれる方法です。過ごす場所を変えることによってストレスがなくなり、がんの克服につながると考えられています。

転地療法のポイントは、自分が好きなもの、心地よいもの、わくわくするものに近づくことからはじまります。

沖縄のようなリゾートでも、温泉地でも構いません。場所を変え、付き合う人を変えることが大切です。

〝ゆるく生きる〟を教える沖縄の「てーげー」主義

沖縄には、いい意味での〝ゆるさ〟があります。いわゆる「テーゲー主義」と呼ばれるものです。

とくに現代人は、時間に追われている人が少なくありません。過密スケジュールをこなすために奮闘していると、どうしてもストレスが溜まってしまいます。また、人間関係のストレスもあります。

そこで、沖縄特有のテーゲー主義を参考にし、生活のどこかにゆるさをもたせてみてはいかがでしょうか。

たとえば、ちょっとぐらい遅刻しても自分を責めたりしないこと。小さなトラブルぐらいなら笑ってすませてしまうこと。

そのような工夫から、心の中にゆとりが生まれていきます。

希望をもち、感謝と笑顔を忘れない

そして、できるだけ希望をもつように心がけてください。

希望をもつためには、客観的な事実や自分の支えとなるような根拠を探すことが大切です。そのようなものが、ストレスを緩和し、道を開いてくれます。

年齢は関係ありません。これまでの人生を見つめ直し、できる限り落ち着いて、希望がもてるような精神状態を保つようにしましょう。

また、家族や友人などへの感謝と笑顔も忘れないようにしましょう。感謝と笑顔によって、快い状態を維持できます。

体と心が快い状態になれば、がんにも正しく向き合えるようになります。

コラム

初期の前立腺がんを初めて食事・生活習慣で改善した医者

アメリカにドクター・オーニッシュという素晴らしいお医者さんがいます。

自身の持病を食事・生活習慣で改善させた経験から、病気を食事・生活習慣で治す専門家で、心臓病を食事・生活習慣で改善させた実績があります。

さらには、初期の前立腺がんも改善させ、がんに関する遺伝子も改善したと報告しています。

初期の前立腺がんを2つのグループに分けて、食事・生活習慣の指導を行ったグループと行わなかったグループに分けました。

すると、指導を行わなかったグループは悪化して、中には手術やホルモン剤などの治療を受ける人がいました。

しかし、指導を受けた人たちは平均してがんの血液検査である腫瘍マーカーPSAが6%改善し、グループの誰一人として手術やホルモン剤などの治療が必要になった人はいませんでした。

さらには、遺伝子発現という遺伝子が働くスイッチが501カ所変化したというのです。つまり食事・生活習慣を変えることで遺伝子のスイッチまで変えてしまったという世界で初めての報告でした。

残念なことに、がん遺伝子を持っているからと悲観的になったり、予防的に手術したりする人がいる中で、ドクター・オーニッシュは「遺伝子が未来を決めるわけではない」「がん遺伝子があるから必ずがんになるわけではない」「食事・生活習慣でがんの遺伝子をオン・オフにするスイッチさえも変わるんだ」とＴＥＤスピーチで語っています。

がんの遺伝子があるからと、あきらめる必要はありません。

がんの遺伝子があったとしても、食事や生活習慣を見直すことで、遺伝子のスイッチがオフになることもあります。

そのために、ぜひ本書を活用してください。

第5章

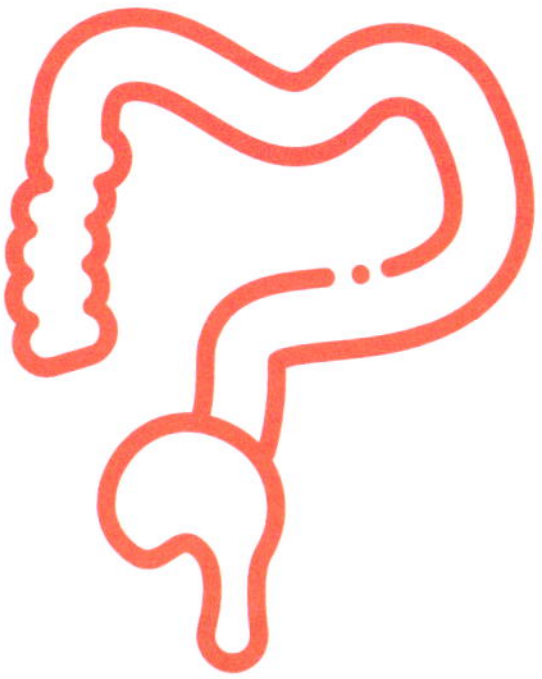

がんが再発・転移しない生活習慣

がんの根本治療は生活習慣を変えること

第5章では、がんを改善させるための「生活習慣」について見ていきましょう。

これまでお伝えしたように、がんの根本治療は、食事療法やストレス管理も含めた〝日々の生活習慣を見直すこと〟からはじまります。

それは、がんの仕組みから考えても明らかなことです。

第1章のコラムでも紹介しましたが、もともと私たちの体内には、がんが大きくならない仕組みが備わっています。

あらためて確認しておくと、次のとおりです。

1.「アポトーシス」と呼ばれる、がんなどの異常な細胞を自殺させる仕組み
2.血流を途絶えさせて栄養をがん細胞に届かなくする仕組み（兵糧攻め）
3.コラーゲンやカルシウムでがん細胞を閉じ込める「カプセル化」という仕組み
4.ナチュラルキラー細胞（ＮＫ細胞）やマクロファージなど、がん細胞を攻撃したり食べたりする仕組み（免疫力）

これら４つの仕組みがうまく機能していれば、がんが大きくなったり、増殖したり、さらにはリンパ節や他の臓器に転移したりするのを防げます。

そのために必要なのが、生活習慣の改善となります。

もちろん、がんが大きくなったときの対処法としては、西洋医学に基づいた治療を受けるという選択肢もあります。

ただ病院での治療は、樹木で言うところの〝葉っぱ〟の部分しか対応していません。つまり、あくまでも対症療法である、ということです。

一方で、生活習慣の改善は、がんの根本的な原因に対処する方法です。葉っぱだけでなく枝や幹、さらには根っこまで掘り下げてがんを改善させます。

だからこそ、生活習慣の改善に目を向けることが大切なのです。

古い習慣でがんになったのなら新しい習慣でがんを治す

私たち人間は、〝習慣の生き物〟です。

たとえば、食事やストレスへの対応、さらには運動や思考など、すべては日常的な習慣がベースとなっているのです。

その点、**がんを改善させるためには、これまでの習慣が体に良くなかったのだと認識し、習慣を変える努力をはじめることが求められます。**

つまり、新しい習慣をつくるということです。

その前提として、これまで自分が行ってきた習慣を、あらためて見直してみるのも大切なことです。

習慣を見直すことで、何が体に悪影響を及ぼしていたのかがわかるでしょう。そうした気づきが、次の行動へとつながっていきます。

とくにがんの場合は、**食事、ストレス、運動、**さらには第6章で紹介している**デトックス**が大事です。

それらに着目し、古い習慣から新しい習慣へと変えていくことが、がんに対処するための基本姿勢となるのです。

古い習慣でがんが大きくなったのなら、新しい習慣でがんを治していきましょう。

一般的な医師は、西洋医学に基づいた治療はするものの、がんに対処するために必要な生活習慣まで細かく指導するわけではありません。

その点、新しい習慣は自分で身につけていかなければならないのです。

そのために必要な知識を、ぜひ本書によって習得していただければと思います。

医学的な治療を受けたことで新しい習慣ができたと捉える

体に不調をもたらす悪い習慣はたくさんあります。

たとえばタバコを吸っていたり、お酒をたくさん飲んでいたり、さらには体に悪いものをたくさん食べたりなど、がんや生活習慣病の原因になる習慣は日常にあふれています。

そういった悪い習慣で生じた不調を、薬などで抑えようとするのは、バケツの空いた穴に水を注ごうとするのと同じです。

病院の治療を受けることもまた、ひとつの習慣と捉えることができます。

たとえば、抗がん剤の副作用として、便秘になってしまう人は少なくありません。それは、抗がん剤を体に入れるという新しい習慣がもたらした変化と言えます。

また抗がん剤に限らず、薬を飲むことによって体温が低下するということもあります。体温が下がると、免疫力も低下してしまいます。

そのように、がんの治療という新しい習慣について考えることもまた重要となります。

事実、私のもとへ相談に訪れる方の中にも、体の不調を訴えて「治療をやめたい」「薬をやめたい」という方がいます。

治療によって生じた副作用を、抗酸化作用や抗炎症作用のあるファイトケミカルなどで減らすことも不可能ではありません。

また、食事を改善したり、あるいは水素水を活用したりすることで、抗がん剤などで出てくる活性酸素を減らし、副作用が軽くなるというケースもあります。

たとえば知人の場合であれば、抗がん剤治療中の母親に自宅でにんじんジュースを飲んでもらったところ、思ったよりも副作用が少なく抗がん剤の治療が終了したということもありました。

他にも、温熱療法で体を温めることで、体を修復するヒート・ショック・プロテインを増やし、他の人よりも副作用が少なくなったなどのケースもあります。

がんの再発・転移を防ぐ7つの生活習慣

がんを改善させ、再発・転移を防ぐための習慣にはどのようなものがあるのでしょうか。私がオススメするのは、次の7つの生活習慣です。

ぜひ、ご自身に合ったものから取り入れてみてください。

運動は快腸、快眠、食欲増進で長生きにつながる

まずは、運動です。

運動を習慣化することによって、体にとってプラスの影響がたくさんあります。がんになっても同じです。

まず、体を動かすことで腸の動きが活発になり、便秘の解消にもつながります。便

秘改善が免疫力を高めることはすでに述べた通りです。

また、運動をして体を疲れさせると、快眠や食欲増進、さらには脂肪や糖の燃焼につながります。良質な睡眠と適切な食事、肥満の解消は、がんに対処するための重要なポイントです。

そもそも、国立がん研究センターの研究報告によると、身体活動量が高い人ほどがんのリスクが低下するとされています。

部位別では、がんになった後の再発や、死亡リスクにおいても、男性が「結腸がん」「肝がん」「膵がん」で、女性が「胃がん」において、リスクの低下が見られました。

このようにさまざまな効果がある運動ですが、では、どのくらい行えばいいのでしょうか。

オススメは、ウォーキング、ジョギング、サイクリング、スイミングなどの有酸素運動を、週2回・20分以上行うことです。定期的に行い、習慣化することが大切です。

運動をする際には、体への負担の目安として、心拍数を計測してみてください。目安となる目標心拍数は、簡単に書くと

目標心拍数＝（220－《ひく》年齢）×約70％

これによるとたとえば40歳であれば、だいたい126拍前後が目安となります。心拍数を参考に、まずは好きな運動からはじめてみてください。

歌う、踊る、描く。楽しいことで免疫力を上げる

歌う、踊る、絵を描くなど、自分が楽しいと思うことを行うのも効果的です。

自分が楽しいと思えることをすれば、乱れた自律神経のバランスが整います。体と心がリラックスし、交感神経と副交感神経のバランスが整うためです。その結果、免疫力の向上につながるというわけです。

ただ、中には自分が何をすると楽しいのかがわからない人もいるかもしれません。そのような場合には、これまでの活動を思い返してみてください。

昔を思い出していると、楽しかったこと、おもしろいと感じたことが浮かんでくるはずです。そのような活動のうち、できることからはじめてみましょう。

運転が好きならドライブでもいいですし、本を読むのが好きなら読書でも構いません。登山、散歩、親戚とのおしゃべりなど、自分が前向きになれるような活動を、日常に取り入れてみましょう。

勇気づけられるブログを読む

がんに対処するためには、前向きな気持ちをもたなければなりません。

絶望したり、落ち込んだりすると、免疫力が低下してしまうためです。

ただ、自分ががんであることを知ったうえで、前向きになるのは難しいことでしょう。そのようなときにオススメなのは、勇気づけられるブログを読むことです。

インターネット上には、がんの闘病に関するさまざまな情報が掲載されています。そのうち、勇気づけられるブログもたくさんあります。

たとえば、がん患者サポート5千500人、講演回数4千500回を記録している森山晃嗣氏のブログなどを読んでみてはいかがでしょうか。とても勇気をもらえます。

身体に効く!森山晃嗣の正常分子栄養学のすすめ

https://ameblo.jp/amoriyama

内容に共感できたなら、ブログと合わせて講演も聞いてみることをオススメします。講演の内容ばかりか、同じ悩みを抱えている人と出会って情報交換できるかもしれません。

もちろん、私のブログにもがんに関する有益な情報をたくさん掲載しています。本書の内容を掘り下げた記事もありますので、ぜひ参考にしてみてください。

癌を食事・生活習慣で改善を目指す 内科医、大場修治のブログ
http://ganhanaoru.info/

瞑想と「4・8・7呼吸」を実践する

正しい呼吸を行うことは、自律神経を整えることにもつながります。そして、呼吸に集中する習慣が「瞑想」や「4・8・7呼吸」です。

難しく考える必要はありません。ひとつの呼吸の仕方の例として、まずは「4・8・7呼吸」を行ってみましょう。

「4・8・7呼吸」とは、4秒吸って、8秒ためて、7秒吐く。それだけの呼吸法です。いつでもどこでも、気軽に行うことができます。3回を1サイクルとして、リラックスできるまで行ってみてください。

実際に「4・8・7呼吸」を行ってみるとわかりますが、気持ちがとても落ち着きます。自律神経が整い、くり返すことでストレスに強くなるホルモンの「セロトニン」が出やすくなります。

まずは、このような呼吸法を日常に取り入れてみてください。

大切なのは習慣化することです。習慣にするために、気軽にできることからはじめてみましょう。

自然の中を裸足で歩く・自然とふれあう

自然の中を裸足で歩くと、いろいろな効果が得られます。アーシングやグラウンディングと呼ばれ、体のデトックスをしてくれます。

たとえば、自然療法で有名な東城百合子先生は、砂の中に体を埋める「砂浴」をとくに乳がん、子宮がん、前立腺がんの人に推奨しています。砂浴によって、皮膚や汗から体のデトックスをしてくれます。

また、山の中を歩くと、樹木などが発散する「フィトンチッド」によって、免疫力の向上につながります。いわゆる森林浴と呼ばれている方法です。

その他にも、動物とふれあうのもオススメです。海外ではアニマルセラピーが盛んですが、こちらも免疫力の向上に効果があるとされています。

いずれの方法においても、基本となっているのは、近代的な環境から離れて自然にふれることです。ぜひ、積極的に外に出てみましょう。

体を温めて体温を上げる

体温と体調は、密接な関係があるとされています。

とくに低体温には注意が必要です。

ある研究では、体温が1度下がることで、免疫力が40％下がると報告されています。つまり、体温が下がるということは、それだけ病気の危険性が高まるということです。

その点、まずは自分の体温をこまめに測定するようにし、できるだけ体を温める習慣を身につけるようにしてください。

体を温めるための方法はたくさんあります。体温を上げる食事を心がけたり、運動をしたりすることも大切です。もちろん、半身浴などの入浴も効果的です。

最近では、がんになったときに温活と言って体を温める人も増えています。

体温を上げる代表的な食材としては、ショウガが挙げられます。また、ダイエットなどでも有名な唐辛子のカプサイシンも体温を上げる効果があるとされています。

生活習慣として食べ物やデトックス、ストレス管理という観点から、まずはきちんと体温を測るようにし、効果を確かめながら、いろいろな方法を試してみるようにしましょう。

便通のチェックを怠らないこと

最後は、便通のチェックです。

便秘になると免疫力が下がってしまうため、きちんと便通があるかどうかを確認し、便秘解消に向けた行動を習慣化することが大切です。

そのうえで、便通の状態についてもチェックしておきましょう。

理想的なのは、1日2回以上の便通です。食べた回数だけ出したほうが良いという専門家もいます。さらに、最初に書いた薬草のスムージーなどを飲んでいると、さらに出す回数が増える人が多いです。まさに、腸が活発に動いている快腸の状態です。

それを自分で簡単に知る方法があります。

たとえば、イカスミやビーツを食べると、便の色が変わります。そのようにして、いつ食べたものが便として出ているのかをチェックできます。毎日、便が出ているからといって、その便が3日とか1週間前の食べ物の可能性もあるのです。

また、辛いものを食べてチェックするのもいいでしょう。辛いものを食べると、出ていくときに少しだけヒリヒリするため、それが目安になるというわけです。

食べてから時間が経ったものが便として出ている「宿便」の状態は、腸内環境を悪化させる原因となります。場合によっては、腸の炎症などにもつながっていきます。

そのため、どのくらいの周期で便通があるのか、そしてどのような便の状態になっているのかをきちんと確認するようにしてください。

がんになりやすい性格、がんになりにくい性格

さまざまな研究の結果、がんになりやすい性格があることが明らかになりました。

とくに有名なのは、アメリカの心理学者であるリディア・テモショック氏らが行った**「タイプC症候群」**という分類です。

このタイプCに該当する性格の人は、がんになりやすい傾向があるとされています。

具体的には、次の通りです。

- **温和で自己主張が弱い**
- **協調的で忍耐強い**

・調和を重んじ、葛藤を避ける
・従順で防衛的

イメージとしては、我慢強い草食系の人でしょうか。
また、別の研究では、次のような特徴がある人もがんになりやすいとされています。

・自分の感情を抑え込み、強い感情的な反応を極端に避ける
・ストレスにうまく対応できず、絶望感や無力感が強い

ただし、これらの研究結果からは、「がんになったから性格が変わったのではないか？」という疑問もわいてきます。

そこで、ドイツの心理学者であるハイス・アイゼンク氏らは、さらなる調査を行いました。

	ストレスの低いグループ（872人）				ストレスの高いグループ（1042人）			
	全生存者		がんによる死亡		全生存者		がんによる死亡	
	人	(%)	人	(%)	人	(%)	人	(%)
性格①	78	71.6	19	17.4	188	38.4	188	38.4
性格②	109	64.1	10	5.9	148	47.9	7	
性格③	185	98.4	0		153	92.7	4	
性格④	387	99.0	0		71	97.3	0	
他	14		0		6		0	
合計	773	88.6	29	3.3	566	54.3	199	19.1

引用文献：『がんは「気持ち」で治るのか!?』川村則行 著

まず、人を4つの性格（パーソナリティー）に分類します。

①幸せを自分の外に求め、ストレスに対して静かに絶望的、無力的になる

②幸せを自分の外に求め、ストレスに対して攻撃的になる

③①と②の両方を持っている。時に静かに、時に攻撃的になる

④幸せを自分のうちに求める。自律性を持っている

さらにこのグループを、ストレスの少ないグループと多いグループに分け、がんで亡くなった人を調べました（1972～1982年）。結果は表の通りです。

ここから結論づけられたのは、

「依存的で、何かを失ったときに感情を表に出さず、心

	対象	がんによる死亡		その他の死因		生存者	
	人	人	（%）	人	（%）	人	（%）
対象グループ	50	23	46.0	15	30.0	17	34.0
心理療法グループ	50	2	4.0	5	10.0	44	88.0
合計	100	25	25z0	20	20.0	61	61.0

引用文献：『がんは「気持ち」で治るのか！?』川村則行 著

の傷として無力感や絶望的になる人はがんにかかりやすい」

「ストレスが強いほど、がんを含めてどのような病気であれ早く死にやすい」

「自律性の高い人は、がんに限らずにどんな病気にもなりにくい」

ということです。


では、がんになりやすい性格に当てはまる人は、どうすればいいのでしょうか。


実は、この調査には続きがあります。

がんになりやすい性格の人でも、**心のケア**（心理療法）を行うことである程度予防できることが明らかになったのです。

実験的に心理療法を行うことで、がんになる人・亡くなる人は少なくなりました。
このように心のケアというのは、その効果が証明されています。

第6章

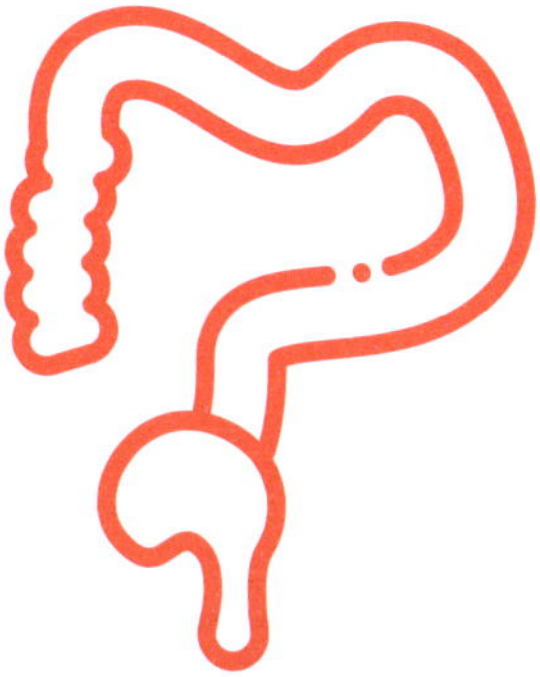

毒素を排出すると健康寿命も伸びる

がんの痛みも解毒をすると和らいでいく

第6章では、がんを改善させるために必要な「デトックス」について、詳しく解説していきます。

その前提として、〝がんと痛み〟について考えてみましょう。

多くの人は、がんを「痛みのある病気」と認識しているかと思います。たしかに、がんにともなう痛みで苦しんでいると訴える人は少なくありません。

ただ一言で痛みと言っても、その種類はさまざまです。

ズキズキ痛むのかじんわり痛むのか、あるいは特定の患部が痛むのか体全体が痛むのかなど、複雑です。

さらに、痛みそのものに関しても、がんのせいで傷んでいるのか、それともがんではない別の理由で傷んでいるのかによって、痛みの種類は変わってくるのです。

場合によっては、「がんになった」という思いから、痛みが生じることもあるようです。

がんとの直接的な関連がある痛みとしては、たいてい、がんが大きくなることによって、まわりを圧迫することで生じます。

よくよく話を聞いてみると、がんとは直接的な関連がない痛みで悩んでいる人が少なくありません。それを誤解して、「がんは痛い」と怯えてしまうケースもあります。

苦しむほどの痛みが出るのは、骨に転移するなど、末期に至る場合が主となります。

それ以前であれば、適切な処置を行っている限り、痛むことは少ないはずです。

それでも、がんに伴う痛みで苦しんでいる場合には、どのような対処が考えられるのでしょうか。

そこで重要なのが「デトックス」です。

たとえば、ゲルソン療法で行うコーヒー浣腸などは解毒の一種ですし、ひまし油や泥パックを活用したデトックスも効果があるとされています。

また、東城百合子先生の自然療法では、ショウガや豆腐、こんにゃくなどを使ったシップなどのデトックスが勧められています。

こうしたデトックスによって、皮膚の腫れや赤み、痛みが緩和されるケースも少なくありません。そのようなデトックスと痛みの深い関係性について見ていきましょう。

女性は生理で毒素を出している

デトックスとはつまり、体の外に毒素を出すこと。

つまり〝解毒〟です。

たとえば女性の場合であれば、生理で毒素を出しています。つまり、生理はデトックスの一種なのです。

生理の量や色によって、体内にどのくらいの毒素が溜まっているのかを判断することができます。

おばあちゃんの世代に聞いてみればわかりますが、おばあちゃんの世代では、生理は薄いピンク色で、痛みもほとんどなく、量も少なかったのです。

色が薄く、量が少なければ、毒素はそれほど溜まっていません。
一方で、色が赤黒く、量が多く、薬を飲むほどの痛みがあれば毒素がたくさん溜まっている可能性があります。

そのように、生理を指標として、体の状態を判断することができるのです。

体の中から外に出るものから、体の状態を判断するということで言えば、便通をチェックするのも同じです。

便通の状態は、体に入れたものがどのように排出されているのかを表しています。
便秘になっているのであれば、そもそも基本的なデトックスができていません。

まずは、そうした基本的なデトックスに目を向けることが大切です。
そのうえで、本章で紹介しているデトックスの方法を試してみてください。

いろいろな方法を通じて意識的にデトックスすれば、体内に毒素を溜めることなく、つねにキレイな状態を保てるようになるのです。

そしてそのことが、免疫力を高め、がんをはじめとするさまざまな病気の改善にもつながります。

具体的なデトックスのやり方

では、具体的にどのようにしてデトックスすればいいのでしょうか。
便秘との関連もふまえつつ、デトックスの方法について紹介しましょう。

快便はデトックスの基本

快便は、健康の要です。

快便によって腸内環境を良好に保てば、免疫力の向上につながります。そして、免疫力を高めることによって、体が健康になるのです。

たとえば、女性を中心に肌トラブルに悩まされている人は多いかと思います。そのような人は、同時に、便秘にも悩んでいるのではないでしょうか。

便秘になると、体内に悪玉菌が増え、食事として食べたものが腐っていきます。そういったものが血液から吸収されると、肌のブツブツなどとして表れるのです。

肌あれやふきでものだけではありません。便秘はシミやそばかすの原因にもなります。こういった小さなことが不調となり、病気につながっていくのです。

食事療法やストレス管理、運動などを取り入れて快便を目指していくこと。それが便秘を解消させ、免疫力を上げてがんをはじめとする病気を改善させ、体を健康体へと導きます。

断食で腸内のバランスをリセットする

腸内環境を整えるという点で言えば、「断食」もオススメです。断食により、腸内を空っぽにすることで、余計なものをデトックスできます。

そもそも私たちの体は、食べたものを消化するために、多大なエネルギーを使っています。普段、意識しないため、気づきにくいだけです。

たとえば1日分の食事を消化するには、フルマラソン1回分ほどのエネルギーが必要だと言われています。

ひどい風邪などで体調が悪くなると食欲がなくなるのはそのためです。つまり、体調を整えるために、エネルギーを使う食事を休むよう体が求めているのです。

その点、腸内環境を整えて体調を改善させるために、断食をすることは理にかなっているとと言えるでしょう。

もちろん、いきなり何も食べなくなってしまうと、体に負荷がかかってしまいます。そのため、まずは朝食を抜くだけでも構いません。できることから着手してみましょう。

そのうえで、本格的な断食にチャレンジしたくなったら、専門家の指導を受けて行うようにしてください。痩せ過ぎている、栄養の状態が良くないときには、勧められないこともあります。

脂溶性の毒は汗で、水溶性の毒素は水分をとって体外に押し出す

日常生活において、体内に取り込まれる毒素には体の脂肪やあぶらに溶けている「脂溶性の毒」と血液や水分に溶けている「水溶性の毒」があります。脂溶性とはあぶらに溶けるもの、水溶性とは水に溶けるものを指します。

そのうち、とくに脂溶性の毒に関しては、汗をかいて体外に排出することができます。低温サウナなどを活用すれば、血流の促進や免疫力の向上も期待できます。

さらに、汗をかくということで言えば、半身浴、岩盤浴、砂浴、温泉なども効果的です。

一方で水溶性の毒に関しては、積極的に水分をとることで排尿を促し、体の外に押し出すことができます。そのため、意識的に水分をとることが大切です。

また、体内に蓄積されたカドミウムや水銀などの有害金属については、「キレーション」と呼ばれる方法もあります。これは、キレート剤を経口または静脈点滴によって投与し、体外に排出する治療行為となります。

このように、毒素の種類に応じたデトックスを心がけることが大切です。

デトックス旅行は心身の回復に効果テキメン

時間やお金に余裕がある方は、「デトックス旅行」をしてみてはいかがでしょうか。

デトックス旅行とは、一般的な旅行にデトックスをプラスしたものです。

そもそも旅行は、ストレス解消にも効果的です。場所を変えるだけでストレス発散につながります。また、山の幸や海の幸を食べるのもオススメです。

たとえば、温泉旅行に行くのもいいでしょう。あるいは、砂浜で砂浴をしたり、山で森林浴をしたりするのも効果的です。

そのようなデトックスにつながる活動を、旅行と組み合わせてみてください。そうすることで、ストレス発散になり、より高いデトックス効果が期待できます。

とくに沖縄は、冬でも暖かく、デトックスできる環境が整っています。

毒素を排出するさまざまな「○○浴」

すでに紹介しているものもありますが、毒素を排出することができる「○○浴」には、たくさんの種類があります。

デトックスを目的として、こうした「◯◯浴」を積極的に活用してみるのもいいでしょう。

たとえば、お風呂に入って汗をかく半身浴、温めた岩を利用した岩盤浴などは、身近で行えるデトックスとして代表的です。

また、砂に埋まって毒素を排出する砂浴や、発酵した米ぬかに浸かる酵素浴などもデトックスとなります。

体調や環境を考慮して、ぜひ、自分に合ったものを楽しみながら見つけてみてください。

コラム

いい本を一冊読むと一年寿命がのびる

本書では、がんを改善するためのさまざまな方法を紹介しています。

ただ、いずれの方法を試す場合でも、専門書などで理解を深めておくことは大切です。少なくとも、インターネットの情報を鵜呑みにすることは避けてください。

とくに、がんの治療に関する情報をインターネット上だけで得るのは危険です。なぜならインターネット上の情報は、不十分であったり、作った人の意図で偏った情報が多いためです。

たとえば、ゲルソン療法を実践したいのであれば、ゲルソン療法に関連する書籍を少なくとも1冊は読んでから実践するようにしてください。

よくあるのは、「ゲルソン療法を試したけどとくに効果がみられない」と言いつつ、コーヒー浣腸をしていなかったり、やり方が間違っていたりするケースです。

糖質制限、ケトン体療法を行うときにも、きちんと書かれた本を読み、MCTオイルなどを準備しましょう。

どんな方法を採用するにしても、中途半端はいけません。正しいやり方と手順を正確に再現しなければ、期待する効果は得られないのです。

私はよく、「いい本を一冊読むと、一年寿命が伸びる」と言っています。

客観的なデータに基づいた多くの実績がある方法をきちんと学び、正しく実践することで、効果が期待できるということです。

インターネットだけでなく、きちんと書籍から学ぶこと。そのような心がけが求められます。

第7章

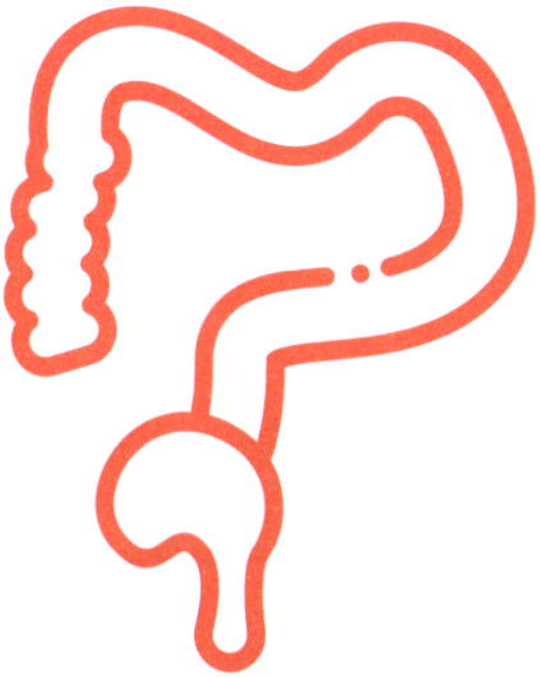

ステージ4でも自己治癒力を高めればがんは治る

体には奇跡の自然治癒力が眠っている

私たちの体には、誰にでも、奇跡の自然治癒力が眠っています。

がんの場合、私たちの体では、毎日1千～1万個のがん細胞がつくられています。しかし、誰もががんになるわけではありません。

その理由として、免疫細胞をはじめとする、がんを死滅させる仕組みが私たちの体に備わっていることはすでに述べました。それを「自然治癒力」と言います。

健康的な人であれば、この自然治癒力によって、がんになることはありません。早期がんの場合でも、知らないうちに、がんが消えているという事例も少なくないのです。

しかし、健康を害する食事やストレス、生活習慣を続けていると、自然治癒力がなくなってしまいます。そこに、がんになる人とならない人の違いがあります。

では、どうすればなくなった自然治癒力を呼び覚ますことができるでしょうか。

それが、本書でお伝えしてきた**「食事療法」「ストレス管理」「生活習慣の改善」「デトックス」**です。

そしていずれにも共通しているのは、**腸内環境を整え、免疫力を高める**ことの重要性なのです。

いまは健康的な人であっても、体に入れるものが悪ければ、いずれは不健康になってしまいます。自然治癒力が弱まり、がんなどの病気になってしまいます。

古代ギリシャの医師であるヒポクラテスは、次のような言葉を残しています。

「人間は誰でも体内に100人の名医をもっている。病気は自らの力をもって自然に治すものであり、医師はこれを手助けするべきだ」

食事療法や運動の大切さ、自然とふれあうことの重要性についても述べていたとされています。

さらに、特筆すべきなのは次の言葉です。

「すべての病気は腸からはじまる」

私たちは、2500年前の医師の言葉を、いま一度、思い起こすべきなのかもしれません。

がんの特効薬は「ステージ４でも治る！」と信じること

がんであっても、長く生きられる人は「希望」をもっています。

それは、どのステージにおいても同様です。たとえステージ4のがんであっても、「自分は必ずがんを克服できる」と信じている人が、がんを乗り越えているのです。

一方で、絶望してしまう人は回復が難しい傾向にあります。余命宣告を聞き、努力を放棄して生きることをあきらめてしまえば、免疫力も低下してしまいます。

大切なのは、余命宣告をされた場合でも、「本当にそうなのだろうか？」と疑問をもつことです。疑問をもって、自ら調べてみること。

そうすると、希望につながる情報が必ず見つかります。

同じ状態か、あなたよりもひどい状態からでも良くなった人がきっといます。そういった人のことを本で見つけたり、講演会で話を聞いたり、患者会に参加したりすることが第一歩になるかもしれません。

さらには、目を世界に向けると、さまざまな素晴らしい実績のある病院があります。

たとえば、アメリカの南西部からメキシコに渡ると、ティファナという街に「オアシス・オブ・ホープ」という病院があります。

西洋医療と補完代替医療を融合させた統合的な医療を行う医療機関として、世界的にも有名な病院です。

この病院では、さまざまな代替療法や自然療法が実施されています。その結果、一般の一流の病院よりも高い生存率を維持し、すでに30年以上、10万人以上に支持されているのです。

まさに、西洋医療だけでなく、食事ケア（栄養代謝療法・ゲルソン療法）や精神的ケア（病気と闘う精神力のサポート）を組み合わせた治療が、がんに効果的であることを証明しています。精神的ケアには〝信じること〟も含まれます。

そして、病気と闘うためにはやはり、精神力が欠かせません。

その精神力もまた、信じることから生じてきます。

「がんは治る可能性がある病気」だという考え・信念から、西洋医学に頼るだけでなく、自分でできることを探そうとする気力がわいてきます。

そこから、根本的に治す方法を実践する道が開けてくるのです。

希望をもって治療にあたることががんの特効薬であるというのはつまり、そういうことです。

がんを知り、自分を知ることで、がんに勝つ！

がんについて知るだけでは、がんを克服することにはなりません。

がんを知り、自分を知り、正しい治療法を実践することが大切です。

では、なぜ自分を知ることが大事なのでしょうか？

それは、どんなに素晴らしい治療法を学んだとしても、必ずしもそれが自分に合っているとは限らないためです。

自分に合った新しい生活習慣を実践しなければ、根本的な改善はできません。

自分の性格はもちろんのこと、思想や信念、ライフスタイルなどもふまえて、より良い習慣に変えていく必要があるのです。

たとえば、「どのような食事をとっているのか？」「どのようなストレス環境にあるのか？」「日々の生活習慣はどうか？」「デトックスや体の状態はどうか？」などの自問自答を通じて、自分のことを知るようにしてください。

そのうえで、できることからはじめてみるのです。

がんの情報は、世の中にあふれています。

同じ治療法を試していても、効果が異なる場合もあります。それは治療法に問題があるというよりも、自分に合っていないことの方が原因です。

自分にマッチする治療法は、それほど多くはないはずです。そしてその取捨選択は、自分にしかできません。

だからこそ、がんについて知ることと同じぐらい、自分について知ることにも力を入れてみてください。そして、自分にとってより良い生活習慣にしていくのです。

そのためのヒントは、本書に詰まっています。

「キャンサーギフト」
がんが治って幸せに生きている人たち

がんについての考え方に、「**キャンサーギフト**」というものがあります。

キャンサーギフトとは、がんによってその後の人生が良くなり、それをがんからの贈り物と気づくことです。

事実、がんになることは、必ずしも悪いことばかりではありません。

多くの人は、「がんになったらこの世の終わりだ」というように、悪いイメージばかりもっていることでしょう。

しかし実際には、がんになったことをきっかけとして、人生ががんになる前よりも、良くなった人も少なくありません。

たとえば、

がんになったために、あらためて自分の人生を見つめ直し、歩みはじめた人。

がんになったために、健康的な食生活へと切り替え、以前より調子が良くなった人。

がんになったために、運動をはじめとする生活習慣を改善し、より元気になった人。

がんになったために、ポジティブな考え方を身につけ、人生が明るくなった人。

がんになったために、周りに対して感謝と笑顔を心がけ、素晴らしい仲間に囲まれるようになった人。


こうした人々はまさに、キャンサーギフト（がんの贈り物）を受け取っています。

がんになったこと自体は、事実として変えることができません。

しかし、そこで人生を絶望して嘆き悲しむか、がんは「神様がくれた人生を考えるギフト」と捉えるかは、本人次第です。

それによって、いまの生き方そのものが大きく変わります。

「がんになったおかげで、これまで自分がいかに無理をしているのかわかった」と言う人がいます。

「がんになったおかげで、やりたいことをやろうと決心し、世界旅行に行くことができた」と言う人がいます。

また、「会社を辞め、絵をはじめ、世界中で絵を描いています」と言う人もいます。

がんになったことで、より幸せに生きている人たちはたくさんいるのです。

さらに、がんを通じて得た体験を他の人に伝えながら、まわりから感謝され、新しい出会いを楽しんでいる人もいます。

「がんは天からの贈り物になるかもしれない」という考えをもつことが、未来をつくるのです。

信頼できる医師や家族、専門家とチームをつくろう

最後に、私がなぜ医師としてこのような信念を持つようになったかをお伝えしたいと思います。

私は1982年に、福岡県田川市で生まれました。

父親は建築機械技術の会社を経営。母親はその会社の経理をしていました。

祖父は、第二次世界対戦のときに広島で被ばくし、私が幼いころから体が弱っていました。

そんな祖父の近くにいたからこそ、医学に関心をもつようになったのです。

長崎大学医学科を卒業した私は、その後、沖縄県最古の民間救急病院に勤務します。そこでは、最年少で総合診療科医長と医局長を歴任しました。

ちょうどその頃、長男が喘息を発症。かなりひどい状態で、病院に通ってもよくならず、日に日に薬だけが増えていきました。

私は息子の痛々しい姿をみながら、薬による治療の限界を感じ、「他に何か病気を治す方法はないだろうか」と考えました。そして、食事や生活習慣で病気の改善を目指す自然療法を学ぶようになったのです。

確かな根拠のある自然療法を学び、家族で試してみました。すると、息子の発作が少なくなり、小児科の先生が驚くほど回復しました。ついには、薬を飲まなくても発作が起きなくなったのです。

このような経験を生かし、私は高血圧や糖尿病、皮膚病の人に対して食事指導を行うようになりました。約3年間で、63人の患者さんの薬を減らすことができました。中には、薬を完全にやめることができた人もいます。

その後、さらに調べていくと、こうした自然療法はがんにも効果があることを知りました。

そして今、食事や生活習慣の改善による体の不調や病気の改善を目指し、多くの患者さんに対してアドバイスを行っています。

最近では、がんが再発した人や転移した人からの相談も増えています。

加えて、ホームページやメールマガジンでの情報発信を行い、勉強会を開いたり、相談にのったりしています。

そのような活動を通じて感じることは、これから先、がんの治療は「チーム」が基本になるということです。

本書でも述べてきたように、がんの治療は医療だけで完結するものではありません。

食事管理やストレス管理、生活習慣の改善、そしてデトックスなど、家族やそれぞれの専門家の協力が欠かせません。

そこで必要となるのが、**「チームでがんを治す」**という発想です。

医師だけでなく、家族だけでなく、食事やストレスに詳しい専門家の協力を得つつ、自らも学びながらがんと向き合っていくこと。

それがこれからの、根本的ながん治療なのです。

おわりに

私はいま、沖縄という恵まれた土地の気候や文化、食生活、生活習慣など、そのすべてを生かして、**がんにならない生き方**を研究しています。

そして、がんと診断された方たちの不安を取り除き、がんになった人が長生きできる方法や、がんが再発しにくい生活習慣についてアドバイスしています。


事実、これまでには、さまざまながんで苦しんでいる方の悩みを聴き、アドバイスしてきました。

たとえば、私が6年前に相談を受けた方の話です。

相談を受けた当時は、

「肺がんが再発して困っています。相談にのってくれませんか？」

と、かなり落ち込んだ様子でした。

そこで私は、これまでの経緯を伺いつつ、
本書で紹介しているような食事療法や生活習慣のアドバイスをしました。
話をし終えると、その患者さんは
「そういうものも大事なんだね。知らなかったよ。ありがとう」
と言い、落ち込んでいた気分が楽になったと喜んでくれました。

年齢や状態にもよりますが、肺がんが再発してしまうと、
5年後の生存率は平均10％ほどと言われています。
しかしその患者さんは、
6年経った今でも、元気にゴルフをしています。
私が行ったアドバイスを踏まえて、
落ち込んでいた気分を上向きにする生活習慣と、
適切な食事を実践されたためだと思います。

がんを治すための方法は、病院での治療がすべてではありません。

私はそうした事例を目の当たりにするたびに、
より多くの人に対し、そのことを伝えたいと思うようになりました。
それが、本書を執筆した最大の理由です。

たとえがんと診断されても、決して絶望しないでください。
ショックかもしれませんが、希望が絶たれたわけではありません。
再発の恐怖に怯えている方も　ぜひ希望をもつように心がけてください。
生活習慣の改善や食事療法を通じ、自らの体質を変えることで、
がんに負けない身体をつくることは可能です。

がんに怯えることなく。
がんから目を背けることなく。
がんに対する正しい知識を身につけることで、
自分自身の心と身体を見つめなおし、いたわってほしいと思います。
本書がそのための一助となれば、これにまさる喜びはありません。

参考文献

・『汚れた腸が病気をつくる』バーナード・ジェンセン、ダイナミックセラーズ出版
・『チャイナ・スタディー 葬られた「第二のマクガバン報告」』
　T・コリン・キャンベル、トーマス・M・キャンベル、グスコー出版
・『アレルギーの9割は腸で治る』藤田紘一郎、大和書房
・『朝の腸内リセットがカラダを変える』松生恒夫、主婦の友社
・『腸をきれいにする特効法』後藤利夫、主婦と生活社
・『その便秘こそ大腸ガンの黄信号』後藤利夫、祥伝社
・『病気にならない生き方』新谷弘美、サンマーク出版
・『医者が教える食事術』牧田善二、ダイヤモンド社
・『世界一シンプルで科学的に証明された究極の食事』津川友介、東洋経済新報社
・『癌が良くなる仕組み、悪くなる仕組み（冊子）』大場修治

大場 修治（おおば・しゅうじ）自然治癒力を高めてがんに負けない体を作る医師・専門家

１９８２年、福岡県・田川市生まれ。長崎大学医学部医学科卒。

祖父が広島で被爆していて体が弱かったため、医学に関心を持ち、医師を目指す。

長崎大学卒業後、沖縄県最古の民間救急病院で研修した後、総合診療・内科医として勤務し、最年少で総合診療科医長と医局長を歴任。

長男が喘息になったことをきっかけに、薬を使わずに病気・不調の改善を目指す自然療法を学び始める。家族で食事療法を実践し、自身は半年で12キロ減量し、長男の喘息は快癒した。

この経験をもとに外来で独自の食事指導を始め、多くの人の高血圧や糖尿病が改善。高血圧、糖尿病、胃薬など6種類の薬を飲んでいた人が1年で薬ゼロになったり、インシュリン注射をうっていた人が1年半で注射が不要になったりなど、3年間で63人の薬を減らした。

２０１４年に独立。がんであっても食事・生活習慣を見直して改善することで長生きしたり治ることを本格的に研究し始める。

同年5月、30代で唯一、世界最高峰の自然療法であるゲルソン療法の医師向けトレーニングに参加。

現在は沖縄県で内視鏡や外来などを非常勤で行いながら、食事・生活習慣で不調や病気の改善を目指す情報発信をホームページ、メールマガジン、ＹｏｕＴｕｂｅなどで行っている。

がんと生活習慣に関する講演会や、沖縄県のテレビ、ラジオの出演も多数。健康の専門雑誌にもしばしば寄稿している。

公式ブログ　http://ganhanaoru.info/

がんは腸《ちょう》で治《なお》る！

二〇一九年（令和元年）八月一日　初版第一刷発行

著　者　大場 修治
発行者　伊藤 滋
発行所　株式会社自由国民社
　東京都豊島区高田三―一〇―一一
　〒一七一―〇〇三三
　振替〇〇一〇〇―六―一八九〇〇九
　電話〇三―六二三三―〇七八一（代表）
造　本　JK
印刷所　大日本印刷株式会社
製本所　新風製本株式会社

Special Thanks to:

出版プロデュース
株式会社天才工場 吉田 浩

編集協力
深谷 恵美
山中 勇樹